JN121259

助産師ものがたり

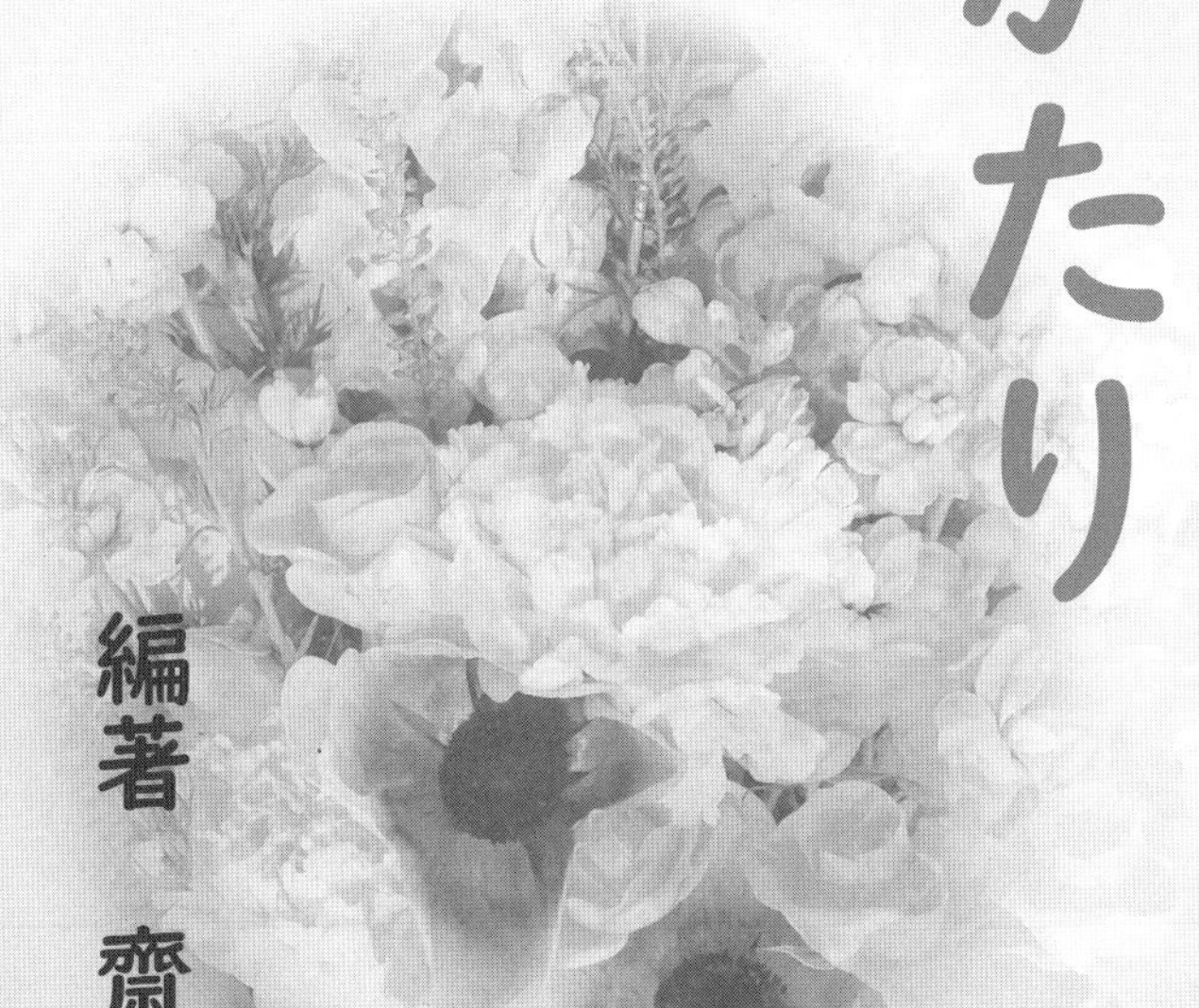

編著　齋藤益子

目次

母の心を育てる助産師の心

「令和」という新しい元号がスタートしました。新しく即位された天皇陛下と皇后さまのお姿をマスコミでお見かけする機会が増え、お二人の優しいお姿は、真に平和な国「日本」を象徴しているようで豊かさと安心感を与えてくれます。この美しい国、「日本」に生まれたことに大きな喜びを感じ、秋に開催されたラグビーのワールドカップや夏に予定されているオリンピック・パラリンピックが世界の平和をさらに推進するものになることを願わずにはいられません。

しかし一方、その陰で痛ましい事件が相次いで起きているのも事実です。それらの事件に幼い子どもたちが巻き込まれて、未来ある尊い命が奪われているのは、本当に惨いとしか言えず悲しいことです。このような事件が起きないためにはどうしたらよいのでしょうか。犯罪の加害者にも、この世に産声を上げた瞬間があり、誕生時は助産師の手がこの世に導きだし、新しい命の誕生を周囲の皆で祝福したはずです。生まれたときはすべての子どもが無垢な赤ちゃんであるのに、その後の成育歴や環境から偉人にもなれば、犯罪者にもなると思うと「育てる」ということの責任の重さを感じます。大げさに言うと「子どもを育てる親」を育てるのが、私たち助産師なのではないでしょうか。

皆さんは「お母さんを育てる」ということを意識していますか。私は「乳児期は肌身離さず、幼児期は手を離さず、学童期は目を離さず、思春期は心を離さず」と母になる人に語っています。そして、育児では身体の栄養だけでなく、心への栄養を忘れないようにと伝えています。心への栄養は「愛」であり、愛情のこもった優しいことばかけが大切なのです。

皆さんも日常的に多くの赤ちゃんとママに関わっていらっしゃいますね。赤ちゃんを見ると自然と顔がほころび、愛が溢れてくるのは多くの助産師の幸せな瞬間です。新しい命の誕生に立ち会うたびに、この命が幸せに成長することを願わない助産師はいないでしょう。

皆さんがめざす助産師は、そんな素晴らしい仕事なのです。

助産師の仕事にはさまざまなものがあります。

助産師の免許を必要とする行為は保健師助産師看護師法という法律で規定されています。助産師の仕事は、妊娠・出産・育児期を中心にその前後を含めた女性の生涯にわたる健康への支援です。助産師は女性と家族に対してリプロヘルスに関連したさまざまな仕事をしています。

私は助産師としてこれまでさまざまな仕事をして、多くの人々と関わってきました。その中でたくさんのことを学び、生きていることの素晴らしさを味わっています。助産師になってよかった、と心から思っています。

助産師は英語で Midwives と書きます。これは女性の傍らにという意味です。助産師は常に妊産婦の傍らに黒子のように存在して、その時々に必要な支援を相手が気づかないようにそっと手を差し伸べるのです。

そこで、これまでの出会いから考えたことや、感じたことをこれから助産師として歩こうとしている皆さんや、助産師として日々悩みながらよい仕事をしたいと思っている皆さんにお伝えしたいと思います。

さまざまなことをはじめて経験していくあなたの「ドキドキ・ひやひや感」を少しでも和らげるために、多くのメッセージをお伝えします。

助産師の仕事はこんなにも素晴らしいもの、こんなにも広がるもの、人の役に立つものという感動を味わって頂ければと思います。私の経験で足りないところを書いてくれるのは、一緒に仕事をしている仲間や助産師として私の元から巣立っていった教え子たちです。彼らの体験やメッセージは、皆さんがはじめての業務に向き合うときにきっと大きな力になることでしょう。

辛いとき、助産師を辞めようかと思ったとき、そして、落ち込んだとき、この本から勇気をもらえるような、そんな本をお手元に届けたいと思っています。

また、「私も助産師めざそうかなー」と、改めて思えるような、助産師として出会った多くの出来事をお話しして、生きる希望を伝えられたらどんなに嬉しいことでしょう。そんな本を作ってみたいと思っています。

どこから読んで頂いても、何か心に残るものがある、そんな本になっています。

1　はじめての勤務

寮生活で自由時間を満喫

はじめて勤務したのは、産婦人科混合病棟、三交代勤務の公立病院。看護学校の先輩もいて、新米助産師である私のリーダー役を支えてくれました。学生時代、カルテには多くの専門用語を英語で記載しており、つい、得意になって英語を使ってしまい、同僚からこれなあにと言われたこともあります。同期に2名の助産師と1名の准看護師が入職し、1名の医師が研修医で入り、ほぼ毎月のように宴会が企画されていました。

時間外は英語版のニューズウィークを読み、乗馬に通っていました。毎日の勤務と寮生活で自由時間も多く、未来は大きく広がり、ときには広すぎる未来に自分は何に向かって生きるのかと迷うこともありました。生きる方向を定められず、不安も強かった新人時代です。結婚する前の自由な時間、さまざまなことにチャレンジして自分の可能性を探っていた時期でした。

日勤深夜で24時間起きっぱなし

助産師になって最初の3年くらいは三交代制勤務をしていました。辛いのは「日勤深夜」と言われるシフトで、16時30分に日勤を終えて帰宅し、夕食と仮眠をとった後、0時には次の勤務に出勤しなくてはいけません。新人の頃は定時に仕事が終わるはずもなく、残務を終えて帰宅すると20時近くになっていることもしばしばでした。夕食を終えて21時前にはベッドに入るのですが、23時には起きて出勤準備を始めなければいけません。「寝過ごさないようにしなくては」とか、「深夜勤は忙しいだろうか」などと余計なことを考えたり、日勤での失敗をくよくよと思い悩んだりしていると、とてもすぐには寝つけません。一睡もできずに出勤の時間を迎えることもよくありました。出勤の頃には少し動悸もするし、真っ暗な中を病院に向かうのはとても辛く、「これを定年まで続けていけるのかな……」と不安に思ったものです。結局翌朝に勤務を終えると、通算24時間起きっぱなしという過酷な勤務でした。

今は日本看護協会の「夜勤・交代制勤務のガイドライン」でも勤務間隔を11時間以上開けることが推奨されており、こうした勤務体制はあまりみられなくなってきました。私の病院でも二交代制勤務に変更になったので、身体への負担は随分軽くなりました。近年、働き方改革が進められていますが、助産師の働く環境も少しずつ改善してきていると思います。健全な労働環境でこそ、助産師としての能力が発揮できるのだと思います。病棟師長になった今、職場のスタッフが働きやすい環境を整えることが私の大切な役割のひとつです。自分が過去に感じた不安を忘れず、役割を果たしていきたいと日々考えています。

（得松奈月）

ダメダメでのスタート

助産師学生時代に出会った師長さんに憧れて就職した病院は、当時日本でいち早くLDRを導入していました。また、指導者と新人が一対一のペアとなる教育システムであるプリセプターシップを導入していました。今では当たり前、もしかしたら時代遅れになっているかもしれないプリセプターシップの新人教育でした。看護方式はプライマリーナーシングでした。何もかも、当時の最先端だったと思います。

そのような病院に就職できたので、とても嬉しく、4月が楽しみだったのですが、三日目で、本気で辞めようと思ったことを今でも覚えています。なぜ、辞めたくなったのか。今、振り返ると、「できなさすぎる自分」と向き合えなかったからだと思います。

4月1日の入職式の翌日からすぐに4～5名の妊産婦さんを受け持ちました。さらに受け持ちの他に、special dutyが一つ割り当てられました。special dutyには「入院ケア」、「点滴係」、「診察介助」があります。日勤の仕事は勤務時間が過ぎても責任をもって行うという文化もありました。当然、記録にも時間がかかりました。したがって、勤務が終了するのは連日夜の11時過ぎになっていました。

もちろん、プリセプターも必死に指導してくれましたし、プリセプター以外の先輩、さらには同期にも助けてもらいました。でも、どうして同期ができるのに、私にはできないのだろうと比較をするとますます苦しくなりました。

そんな、ダメダメのスタートでしたが、今も助産師を続けられています。多分、スタートダッシュができるタイプとそうでないタイプがいると思います。自分の特徴を冷静に分析することは難しいかもしれませんが、ふっと立ち止まって、考える時間を少しでも持てるとよいと思います。
後からわかったことですが、当時のプリセプターは、私に「どのように指導したらよいのか」と、悩んでいたそうです。相互作用だなと、今更ながらに思います。

（松永佳子）

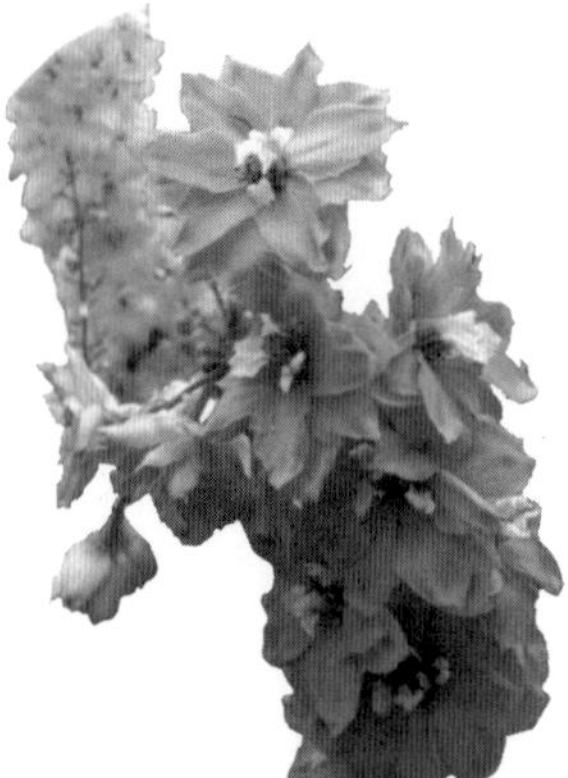

2 はじめての給料

調整給で専門職を認識

22歳で公立病院に就職した4月21日、頂いた初任給は3万8千円でした。高校の同級生で大学を出て、同時に県立高校の家庭科教員で就職した親友が3万円でしたから、まあまあだと思ったものです。その後バブル期になり、数年後に後輩たちはみるみるうちに10万円以上になりました。

新人助産師には調整給として一年目は千円が加算され、二年目7百円、三年目には3百円が加算されていました。仕事をしてお給料を頂く、当たり前のことですが、助産師という仕事が高校の先生になった友人よりも少し高かったことは、私に専門職としての誇りを持たせてくれました。現在の初任給は22万円くらいでしょうか。給料に見合った仕事ができるように皆さん頑張ってますね。

初任給は家族へのプレゼント

基本給、能力給、交通費、住居手当から社会保険料等が引かれ、はじめての給料は手取りで18万円くらいでした。多分、「ＯＬ」並です。しかし、夜勤をしていませんから当たり前です。

看護師は給料が高いと言われていましたが、それは夜勤をしているからだという至極当然のことを実感したのを覚えています。

初給料で家族に色々とプレゼントしたいと思っていました。ちなみに当時の我が家は、両親の他に、祖父母、弟、同居していない妹とその子ども2人、総勢8名です。初給料の日、両親にそのことを話すと、父から「三年間で5百万円貯めなさい。資本金があれば何でもできる」と、私のささやかな計画は却下されました。でも、そのときは、せっかくの気持ちなんだからと、無視してプレゼントを買った記憶があります。プレゼントを渡したときに、父に再度、「これは記念だから良いけど、貯めたら好きなことができるから、これを最後にしなさい」と言われ、そこまで言うならと、そこから、せっせと貯金をすることにしました。父の言うことは間違いなかったようです。ある程度のお金が貯まると、お金を気にせず、新しいことに挑戦することができました。やっぱり、「資本金」は大事です。

（松永佳子）

3 仕事をはじめて

はじめての歓迎会

産婦人科病棟には、医師1名、助産師3名、准看護師1名の新人が入職し、5年ぶりの新人助産師が来たということで、大歓迎されました。当時県内にできた助産師専門学校の一期生と一緒に入職したからかもしれません。当時の産婦人科部長は、冷静沈着ななかにもユーモアのある先生で、宴会が大好きでした。新人研修医が企画して、さまざまな芸を入れながら楽しんだものです。私たちは、飛び込み分娩の場面を演じて婦長さんの真似などをして大好評でした。お酒の飲み方も少しずつ慣れて、悪酔いしなくなり、二次会ではピアノ伴奏に併せてフォークソングやシャンソンを歌ったものです。先輩の医師は歌に併せてピアノを弾いてくれるので、宴会の後は皆で歌える店に行くのが習慣でした。今のようにカラオケの無い時代です。その頃一緒に働いた新人医師たちは今でもよき仲間であり、よき理解者です。宴会はコミュニケーションの場でもあり、楽しく参加していました。

先輩との付き合い方

先輩はみな5歳以上も上でしたから、臨床では怖い存在でした。プライベートで食事などに誘って頂いたこともありますが、すごく大人に見えたものです。助産師学校の先輩には、何かと声をかけて頂き、愛車でのドライブにも誘って頂きました。子どものいる先輩とはお互いに子どもたちを遊ばせたこともあります。

助産師学校の教員になりたての頃、8時40分から1限目の講義がスタートするので、その前に講師を迎える準備をしなければなりません。私は、保育園に二人の子どもを預けていくので、朝はいつもバタバタとしていて、職場につくのは8時を少し過ぎることがしばしばで、着いたときには先輩が教員室をきれいに掃除して、お茶を入れて待っている状態でした。いつも朝から「すみません、ありがとうございます」の連続で、本当に申し訳なく思ったものです。それを伝えると、先輩は「益子さん、あなたは今育児で朝は忙しいのだから、8時半までにくればいいのよ。あなたができるようになったとき、私に返すのではなく、後輩に返してあげればいいのよ。世の中は回っているのだから」と言われました。後輩を育てるということは、このような温かいことばかけからだと思ったものです。

仲間との時間を大切に

同期入職したのは助産師2名、看護師1名でした。助産師の2名は県内の同じ学校の卒業生で、私と看護師さんは関西の学校卒だったこともあり、一緒に行動することが多かったように思います。大阪の助産師学校で、分娩介助30例、母親学級や、安産教室複数回、育児教室、離乳食指導、外来の保健指導など徹底して叩き込まれていたので、母親学級もやっていない病院での助産業務は物足りなく感じていました。自分の時間を使って産後の褥婦さんに保健指導をしたり、取り上げた方の家庭訪問をして沐浴などをしていました。今考えると、同期と一緒に遊ぶより、妊産婦さんに関わっている方が楽しかったし、やりがいを感じていたのかもしれません。また、県庁乗馬クラブに所属していたので、休みの日や夜勤あけは乗馬に明け暮れていました。愛馬は「金星号」、50㎝くらいの障害を飛べるようになっていました。その意味では同期と過ごした記憶は少なく、仕事以外で一緒に旅行した思い出は一度だけ、霧島温泉に一泊二日の旅でした。夜中から朝まで話し続けたことを思い出します。日ごろの仕事のことや将来の夢など時間の経つのを忘れるほどでした。同期の仲間との時間は大切ですね。

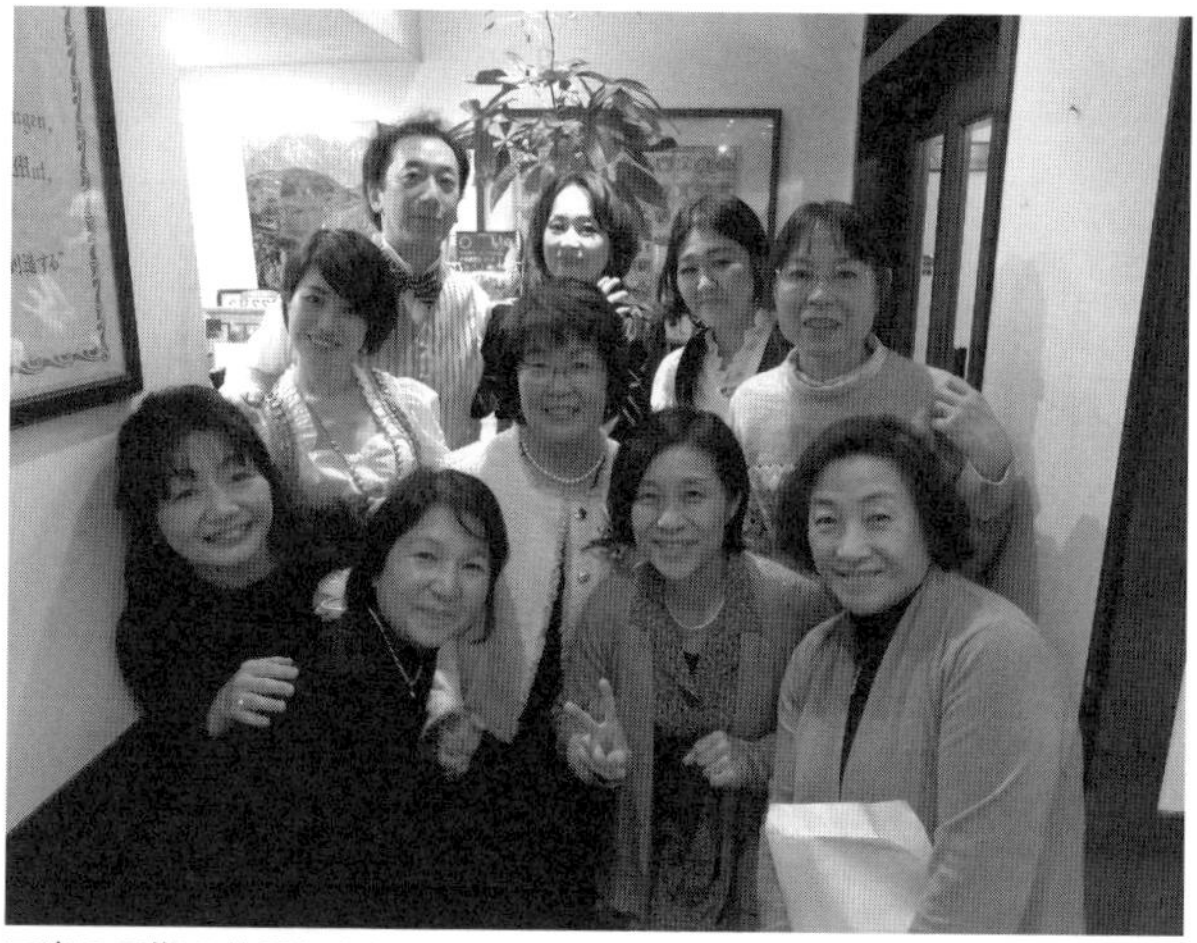
三楽の同期の仲間たちと

同期との出会いは人生の宝物

私は助産師学校卒業までの23年間を地元で過ごし、就職と共に上京してきたので、当初は都内にほとんど知り合いがいませんでした。助産師人生のスタートに期待で胸を膨らませる一方、知らない土地での生活に不安で押しつぶされそうになることもありましたが、同じ寮で暮らす同期の仲間に助けられて、辛い時期を乗り越えることができました。

同期の仲がぐっと縮まったのは、新人歓迎会の出し物の準備を通してでした。全員でダンスを踊ることになり、毎日仕事を終えると寮の誰かの部屋に集まって練習をしました。仕事では緊張の連続でしたが、寮の部屋を行き来し、ダンスの練習をして、終わったら夕食も共にしたりしているうちに、仕事の同僚であるだけでなく親しい友人になりました。

仕事が辛いときには、一緒に飲みに行って愚痴をこぼし、励まし合いました。新しい役割に挑戦して成功したときには、ピザやお寿司のデリバリーでプチパーティーを開いて、みんなで喜びを分かち合いました。人生の岐路で迷ったときには、夜中に連れ立って散歩しながら悩みを共有しました。体調を崩したときには誰かが看病をしに来てくれたし、それぞれの誕生日や結婚式などではサプライズを用意してお祝いをしたりもしました。同期と過ごした日々の思い出は語りだしたら切りがありません。

私がこれまで助産師を続けてこられたのは、頼れる同期がいつも身近で支えてくれたおかげに他なりません。それぞれの事情で今では病院を去った仲間も多いのですが、離れていてもお互いの活躍を励みにしながら頑張っています。私にとってこの同期との出会いは人生の宝物といっても過言ではありません。後輩の皆さんにも助産師活動を通して、素敵な仲間に巡り合って頂きたいなと思います。

（得松奈月）

4 医師との付き合い方

医師との協働は専門性を高める

最初に就職した施設は産婦人科混合病棟で、医師5名、助産師は20数名、看護師10数名でした。産婦人科部長の下に医師が3名、一人は研修医で、一年交代で大学から派遣されていました。この頃一緒に働いていた先生方は、開業されて医師会長や産婦人科医会長になられており、地元で頼れる存在です。また、研修医だった先生方も大学に戻られて、講師、教授になられています。当時の研修医から見ると助産師四～五年目の私は、少し怖いお姉さん的存在だったようです。お互いに教授の肩書で再会したとき、一瞬にして当時に戻れました。「齋藤さんが教授になるなんて。でも当時から医師たちはよく勉強していると君を褒めていたよ」と、若い日のことを語って頂き、努力を認められたようで嬉しく思いました。また、学会や、研修会でお会いするたくさんの先生方との出会いも、一つひとつがその出会いをどう生かすかにかかっています。私は、日本性感染症学会、日本思春期学会という医師が中心の学会において、いずれも学術集会長をさせて頂きました。学術集会を主催するには、当然その前に理事になる必要がありますが、誰かが推薦してくれて理事になり、理事長の推薦で学術集会を主催するようになりました。こういう名誉職は自薦できません。誰かが認めてくれて推薦して頂くものなのです。今考えると、小委員会の委員などささやかな職を依頼されたとき、精一杯努力して、名前を残せるように努めてきたように思います。

日本思春期学会では、東邦大学の心療内科の筒井教授が学術集会を主催されたとき何かの役に立ちたいと思い、学会に入会し、助産師の仲間たちを誘って一般演題を４本出しました。その後、同じような研究を進めて、この学会では名前が知られるようになり、評議員から理事になり、常任理事から副理事長を務め、学術集会を主催しました。学術集会は、宮崎で開催したにも関わらず、歴代で最多の参加者を得て盛会に終えることができました。医師との付き合い方では、医師にない何か、助産師だからできる何かを提供することが大切です。「相手の期待しているものを確実に実施し、相手の期待を裏切らないこと」、何かを依頼されたときは、求められているものは何かを吟味して、その成果を目指して努力することで、いい関係が生まれてくると思っています。評価は後からついてくるもので、仕事に対する評価の積み重ねが大切です。それが「この人に依頼すれば確実だ」、という信頼を得ることに繋がるものです。

私の助産術を認めてくれていた医師

地方の国立周産期センターから結婚を機に都内の大学病院に再就職したときのことです。私自身は職場が変わることも数回目でしたから、新人として扱われることはもちろん覚悟して選んだ職場でした。中途採用の助産師の私を、師長や助産師仲間は認めてくれて、和気あいあいと過ごすことができました。しかし、産科医長の医師にはまったくそのようなようすはなく、名前さえ覚えてもらえず、「おい、君」と言われ続けました。そのような環境で、いつも私は「こうすれば妊産婦さんにもっと喜こんでもらえるのに……」などと思い、医師に対してイライラすることが多かったように思います。

そうした状況の中で1年経つ頃、残業も多くなかなか自宅に帰れないこともあり、妊活のことも考えて退職することにしました。師長さんやスタッフたちは大変残念がってくれて本当に人に恵まれた職場だったと今でも思います。

退職の1か月前に初めて産科医長に「加藤君」と名前で呼ばれました。やっと名前を憶えてくれたのかと思いました。退職後、知り合いの助産師から、「医長があなたのことをお産の方法・手技、声掛けタイミングなどすごく良い助産師だった、と褒めていたんだよ」と、聞かされました。

「私の分娩介助をそのようにきちんと評価してくれた医師が今までいただろうか？」と、ふと考えさせられました。一部の場面から「人の意見を聞かない頑固な医師だ」と、勝手に決めつけていたのは私の方だったのです。心から後悔しました。「相手を批判するだけではなく、自分からの歩み寄りがもっと必要だった」と、今は思います。医師との良好なコミュニケーションが取れていたら、もっと多くのことが学べただろうと思う今日この頃です。

（加藤理恵）

尊敬できる医師

新人助産師だった頃のことです。その日は久々に、産褥室リーダーをしていました。申し送

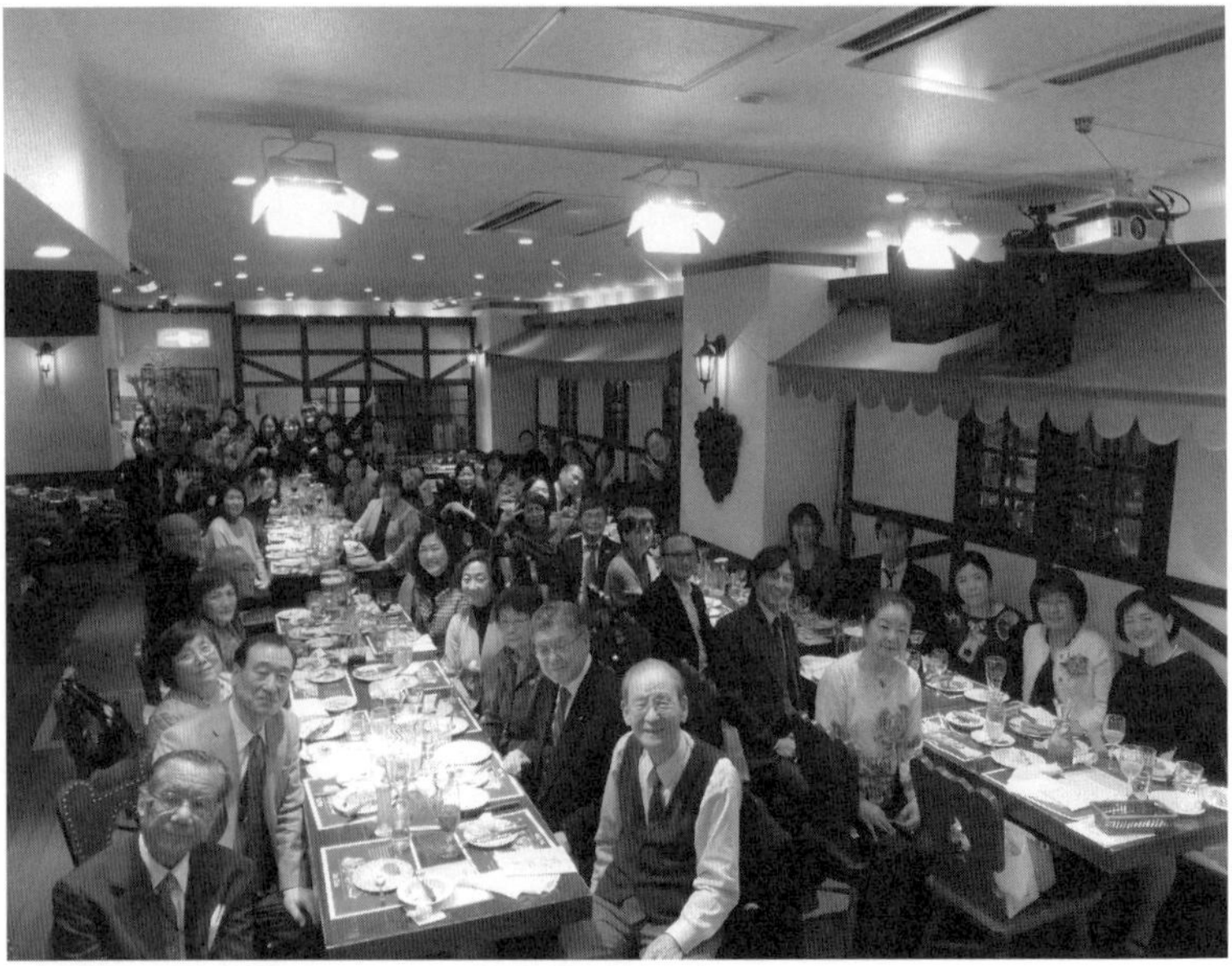

誕生パーティーに集まってくれた医師などの友人たち

りを終え、20名程の褥婦の回診に同行し、検温をしながら巡視していると「頭が痛い」と、訴える褥婦がいました。血圧を測りましたが正常範囲で、今までに妊娠中毒症（今で言う妊娠高血圧症候群）や貧血等の異常もありません。分娩も正常に経過していましたので、どうして頭が痛いのか分からず「くも膜下出血では？」と、先月症例報告された異常分娩を思い起こしていました。重要な症状を見逃してはいないかと、繰り返し血圧を測り、原因を探しました。

午後になっても症状は治まらず、先輩助産師に相談して、今日は授乳を休もうということにしました。しかし、褥婦の顔つきは険しさを増し、私自身が耐えきれず同期入職の医師に「何か、薬を処方してください！」と依頼しました。

そのとき、スッと現れたA先生が「薬は効かないと思いますよ」と、言うのです。さらに私の判断を確かめるように「〇〇さん、目が腫れていますね」と、続けたのです。私は、最新情報を提供すべく「はい。下肢には浮腫はありません。血圧にも異常は認められません」と答えると、『ふぅ～ん』と反応が返ってきました。さては、助産師のケア計画を知りたいのだろうと「授乳も中止して、ようすを見ています」と、切り出すと、「助産師さんが、寄り添ってあげないとね」と、まるで、ベテラン助産師のような言葉が飛び出したのです。言われてみてはじめて見当違いなことを返してしまったのだと気づくのですが、何が間違っていたのかまったく分からず戸惑って、「あのう、先生～」と言ったところで、先生の口から「この人ね、夕べ不安で寝られなかったそうですよ。はじめてのお産は何かと不安ですよね（ニヤッ）」

カルテから疾患の糸口を探索しても、体温や血圧を測定しても分からないことがあります。答えはその人に寄り添い語ってもらう中にあるのです。忙しく勤務するようすを見せていては、患者はこちらを気づかって思いを語ってくれません。このA先生の周りには、いつも鳥が羽を休めるような空間があります。『心に寄り添う』ということは、助産師を続ける限り精進しなければならない課題なのだと感じています。


（稲井洋子）

5 師長さんとの思い出

師長は病棟の顔

入職当時の師長さんは、九大卒のバリバリの助産師でした。お産があると必ず分娩室に現われて、赤ちゃんが生まれるといつの間にかいなくなっている、そんな存在でした。ちょっと難産で時間がかかると、直ぐにお腹に乗ってクリステレルをするので、静かなお産をしたいと思う助産師達は実はあまり歓迎していませんでした。自分がその立場になったら、気をつけなければと思っていたものです。何といっても師長は病棟の顔で、どんな師長かによって、働き易い職場か、緊張する職場かが決まるので、管理職の存在は大きいものです。

今でも学生実習で産科病棟に入りますが、一歩入ると師長の顔が見えるようです。助産師が学生に厳しい病棟は緊張感が強く、管理者の笑顔のある病棟は助産師も学生に優しく接してくれるように思います。一人ひとりの助産師が生き生きと楽しそうに働いている職場は、実習環境としても最高で、学生も大事にしてもらえます。師長の存在は本当に大きいものです。

懐の大きな師長さん

私は、22歳で大学病院の産科病棟に配属になりました。看護学生のときから助産師になることを決めていた私は、今でいう統合実習も産科病棟であったため、何度となくお世話になった病棟でした。そしてそこには、婦人科病棟も兼任する大ベテランの師長さんがいました。割腹がよく、産科学教室の教授も一目置くような存在の師長さんです。

確か、私が二年目に入ったばかりのとき、二人目を妊娠した師長さんの娘A子さんが切迫早産で入院となりました。日勤帯より子宮収縮が収まらず、深夜勤務に来た私が担当することになりました。担当が私でいいのか？？不安と恐れ多い気持ちでしたが、先輩助産師と交代する余地もなく、そのまま担当することになりました。まだ病室にいたA子さんから子宮収縮の訴えがあり、陣痛室に移って頂くことになり、内診すると子宮口7㎝、大変！！お産です。36週の早産、経産婦であることを考えたら、即分娩室へ移し、新生児科の医師に連絡、蘇生準備など、即行で準備をする必要がありました。しかし、経験の乏しい私はその状態がピンとこなくて、その場をはなれてしまったのです。Aさんのナースコールで陣痛室に行くと、「出そう！！」といいながら、いきんでいました。ナースコールで応援を呼ぶと同時に、陣痛が収まった瞬間に隣の分娩室に移動していただき、分娩台の上で衣服を外すと同時に排臨、そして発露、Ｂａｂｙの誕生とテンポよく分娩に至りました。それでもどうにかスタッフはそろい、アプガールスコアもよく、無事に出産に至ったことにA子さんからも喜びの声を聞くことができました。しかし、やってしまった！！感でいっぱいの私はとてもショックで、リーダー助産師からも指導を受け、朝、師長さんが出勤したら報告をすることになりました。カルテ一式を持ち緊張して師長さんのもとへ行くと、「お世話になりました。ご苦労様、大変だったね」とねぎらいのことばをかけていただきました。経過の説明とお詫びを言うと「うん、うん」とにこやかにうなづいて聞いてくれました。
はじめて就職したときの師長さんは、初心者の私を根気よく育ててくれました。〝大きな懐で受け止めていただいた〟と思える、どっしりとした師長さんで、今でもその後ろ姿は私の目指すところです。

（富岡由美）

根性だけはほめてくれた師長さん

最初の師長さんは、とっても厳しい方でした。そして、思えば若くして師長になり、彼女も大変だったのだろうと理解できますが、当時は、私も若かったわけで、とにかく「怖い」という印象しかありません。「私のこと、嫌いでしょう」と、聞きたくなるくらいに怖かったです。でも、よく「できる」方でもありました。知識も技術も素晴らしかった。もちろん、医師からの信頼も厚かったと思います。「先生、Aさんはこのような状態で、Bだと思いますが、この処方で良いですか」、「この処置は必要ですか」、「これが必要だと思いますが」と、今で言えば報告ツールのSBARを当たり前のように用いていました。そして、ほとんどの場合、医師たちは、「確かに、そうだ」と処方を変更したり、処置を早めたりしていました。SBARを用いても、そこに信頼がなければスルーされてしまいます。怖かったけれど、この知識と技術は私も身につけたいと思っていました。管理ができることと素晴らしい助産の技をもつことは違うのかもしれません。20年ぶりに再会したとき、「あなたはほんとに、できなかったけれど、根性だけはあったよね」と評価され、当時は「根性」の時代だったなと、今とは異なる文化にいたことを改めて実感しました。

（松永佳子）

怒られた経験

出産で出血が８００ml を超えたら、輸血を手配することになっていました。ある深夜勤の朝方、出血が多く、私は産婦さんに口頭で確認して、母子健康手帳の個人の血液型記載欄を見て血液の手配をしました。日勤で出てきた主任から、「血液型の確認の仕方が確実でない、検査伝票で確認するものだ。間違っていたらどうするのか」と、怒られました。間違った血液ではなかったのに、緊急事態なので、検査して依頼すると時間もかかるし、輸血の前に交叉適合試験もするので問題なかったはずです。なぜ怒られたのか、納得できませんでした。

今考えると、テキパキと仕事をすることを「良し」としていた私への警告だったのかもしれません。検温の帰りにゴミ箱を３～４個まとめて回収してくる主任さんがいて、テキパキと手早く仕事を済ませる姿に驚嘆していたものです。私も仕事をテキパキとこなすことを誇らしく思っていました。当時、同じことをするのに、二倍の時間がかかる年配の看護師さんがいて、朝の検温時に一人ひとりの患者と世間話をしながらゆっくり検温しているので他の業務が進まず、同じ勤務になったら、いつもその人の分の仕事までしている自分に満足していました。今、考えると、仕事は遅くても患者としっかり向き合うことこそが大切で、その人は、しっかり看護をしていたのだと思います。今では学生と一緒にゆっくり一人の妊産婦に関わることができるので、満足できる関わりができますが、臨床の現場では「テキパキとこなす」ことも求められるので、仕事量が多い中での助産師はジレンマもあり、悩まされることにもなるのです。

助産師の仕事で目に見えない気配りや心配り、そしてメンタルケアとしての温かい声かけができる時間、これらを業務の一つとして評価していける日がくることを期待したいものです。

褒められた経験

勤務して四年目の頃、病院からの出張で学会にいくことができました。初めての出張で栃木県に行ったのですが、公務員なので必ず「復命書」というのを書かなければなりません。看護協会の母性看護分科会だったと思います。私は、2日間真面目に参加したので、「復命書」は容易に書くことができました。それが教育担当の副看護部長の目に留まり、良く書けているとほめられました。翌年、私は県からの出張として国立公衆衛生院（現在の国立保健医療科学院）の1年間の専攻課程の研修に推薦されたのです。たくさんいる助産師の中から、将来の教育を担当するものとして推薦されました。1年間の東京での研修が約束され、お給料を頂きながら、研修手当も支給されたのですから、大きなご褒美でした。このときの専攻課程での学びはその後の研究活動の土台になり、今の仕事に繋がっています。

コツコツと積み重ねていくことから、未来はひらかれるものなのです。努力している姿はだれかが必ず見ていて評価してくれるものです。

管理職が寝坊した

なかなか寝付けない経験を持つ人は多いでしょう。しかし、寝坊した経験もまたあるはずです。小さい子どもは食事中でも口の中に食べ物をいれたまま、うつむいているのかと思えば寝ていることがあり、さっきまではしゃいでいたのに、「ことん」と、寝るのは不思議でした。よくこんなに急に眠れるものだと思っていました。ところが、不覚にも私も子どもと同じような経験があります。係長として産婦人科病棟に勤めていた頃のこと。日勤のあと、深夜から管理当直になっていました。その日に限って日勤で、たて続けにお産が続き、私もスタッフと同様に分娩介助についていて、お産後の片付けや記録などを済ませて一段落したのは20時前、食べはぐれたお弁当を食べて少しでも休もうと家に帰ったのは21時半を過ぎていました。「よいしょっ」とソファに腰を下ろしたのまでは覚えています。次に意識があったのは、ケタタマシイ電話の音、時計をみると深夜0時40分。何と着の身着のままの姿で、化粧も落とさずソファで眠り込んでいたのです。まるで口の中に食べ物を入れたまま眠り込んでしまう子どものように。準夜勤務の係長は優しいこえで、「東さん、今日は当直ですよね～」と。バネのように飛び起きて、そのまま病院に走り、1時前につくことができました。後にも先にも寝過して勤務に遅れたのはこのときがはじめてです。ましてや、管理職で、先輩係長に起こしてもらうなんて。私は、いつもは3時間あれば大丈夫、起きられると確信していました。しかし、そのときは意識もなく、どのようにして眠ったのかさえも分からないほど爆睡していたのです。多分、夜勤をしたことのある助産師なら、一度や二度は寝過して遅れた経験があるでしょう。私の場合は、係長という立場になってからで、この失態にはしばらくは顔をあげられませんでした。先輩に逢う度に、どうもその節は…とつい頭を下げてしまう日が続いたものです。

一度や二度の寝坊は夜勤する者にはよくあることなのですが、新米のうちに経験した方がよさそうです。

（東　園子）

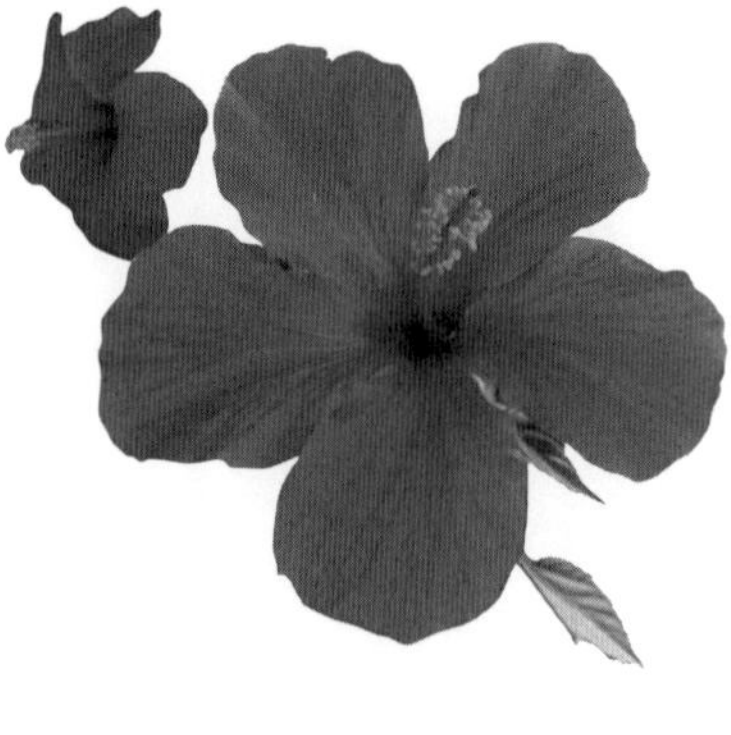

6 はじめてのリーダー・プリセプター

メンバーとの協働が大切

同期の3人は一年目の後わりくらいからリーダーをしていたのですが、ダメダメの私がはじめてリーダーをしたのは、二年目になってからでした。一年目の最後でリーダーをするなど、今では考えられないかもしれません。でも、ある意味、スパルタで教育を受けて、それが当たり前でした。

リーダーの役割は、入院している妊産婦の全員の情報を得て、その日のスタッフの受け持ち、special duty の役割を決めること、妊産婦に投薬や処置に漏れがないかを確認し、医師との調整をすること、そして、少なくても気になる妊産婦のようす、できれば入院している妊産婦全員のようすを観察することでした。

リーダーをするにあたり、リーダーのシャドーイングを1回、その後、指導の元、リーダーをして独り立ちしたと思います。独り立ちの日は、勤務開始の1時間前に出勤したことを覚えています。夜勤の人がまだ、バタバタ動いている時間でした。とっても緊張して顔がひきつっていたと思います。全室個室で31床に加えて、ＬＤＲの状況を把握して、さらに入院があったらそれに対応するなど、至難の業です。

でも、自分一人でやろうとしないことが大事であることを、ダメダメな私は身体で知っていました。早めに出勤する、自分用のリーダーマニュアルを確認するなど準備を万端にすること、さらに妊産婦さんを守るためにはＳＯＳをきちんと出すことで責任を果たそうとする姿勢を示すことが大事であると思います。リーダーだから一人ですべてを抱えるのではなく、メンバーと協力してケアをすることの大切さを感じる初リーダーでした。

（松永佳子）

リーダーは妊産婦のために

二年目になって、病棟業務のリーダーを任されるようになりました。リーダーは、病棟全体の動きを把握し、メンバーの業務が円滑に進むように指示を出し、医師をはじめ他職種や他部署ともよくコミュニケーションをとってさまざまな状況に対応していかなければなりません。しかし、私は自分の判断に自信がないうえに、先輩に指示を出したり業務を依頼したりするのが生意気に思われないかと変な気を遣ってしまい、うまく采配できないことが続きました。緊急入院の対応を先輩に依頼できずに自分で抱えてしまったり、ナースコール対応に追われて病棟全体の問題にまったく気付いていなかったり。そんなとき、ある先輩から有難いことばをいただきました。「先輩に気を遣う前に妊産婦さんのことを一番に考えれば自分の取るべき行動が見えてくるんじゃないの？」このことばで私は、自分が一番大切にしなければならないところをないがしろにしていたことに気づかされました。私がリーダーシップをとれないことで、病棟全体の業務が悪循環になり、最終的に妊産婦さんへのケアや処置が遅れたり、不快や苦痛に感じる時間が長くなってしまったりしていることを理解し、ハッとしました。それからは、わからないことや自信のないことは早めに相談する、メンバーの状況をしっかり把握して妊産婦さんに最善のケアを提供するための指示を出す、心配や不安に思っていることははっきりと問題を口に出して表明するといったことを実践するように心がけました。少し勇気が必要でも、それが結果的に妊産婦さんのためになると教えていただいたことで、自分のリーダーとしてのあり方が少し変わった出来事でした。

（得松奈月）

はじめてのプリセプター

私が助産師として仕事に就き、はじめて後輩指導に当たったのは、産院入職四年目でした。産科で2年働き、その後同期助産師5人のうち3人がＮＩＣＵに配属になり、ＮＩＣＵの三年目にプリセプターとして、新人教育を任されました。

ＮＩＣＵは、師長をはじめ先輩後輩と良く食事（飲み会）にも行く、人間関係の良い職場でした。プリセプターの相談役である先輩や師長にも定期的に面談の機会を設けて相談できる体制でしたが、この施設では、プリセプター制度を導入し始めたところで、試行錯誤の状況だったと記憶しています。

3人のプリセプティもそれぞれが個性的で、同期3人でどうしたら良い指導ができるのか時間があればよく相談したものです。私のプリセプティＡさんは、とてもしっかりとして、ハキハキと受け答えをする人でした。プリセプターは、プリセプティとほぼ同じ勤務帯でシフトを組まれます。私はお節介な性格なので、Aさんが相談してくる前に、「これはこうした方が良い」「あれはこういうことだ」と教えていたように思います。勤務中、後ろにも目があるかのようにAさんの動きが気になり、Aさんが成長していくごとに目を光らせるようになっていき、いつの間にか一方通行の指導になっていました。気付いたときには、Aさんの方から相談をされることはなくなり、これまで和気藹々と話してきたのとは違って、間に壁があるギクシャクした関係になっていました。

私は真面目な性格で、任された仕事は完全に遂行したいという思いが強く、プリセプティを早く一人前に仕事ができるように、ミスをしないように育てたかったのです。今思うと、それはAさんの仕事の出来を通した自分の評価を気にしていたのかもしれません。

「人に指導すること」とはどういうことか、自分はどうしたら良いのかと悩み、この頃看護学校の恩師に相談したところ、看護師教育をやってみないかと誘って頂き、その年度末に退職して母校の看護教員になりました。1年後には看護教員養成講座で勉強する機会を得て、改めて教育学を学び直し、講義、演習、実習の指導案作成や評価法について学びました。この人生の転機となったプリセプターの経験とAさんに今も感謝しています。

（加藤江里子）

7 はじめての夜勤

はじめての夜勤

私が助産師として配属された総合病院の産婦人科病棟は、月に120件を超える分娩と婦人科の手術、そして化学療法を受ける患者さんを、数名の医師と20名ほどの看護師と准看護師、そして10数名の助産師で担当していました。人手の足りない部署へ配属されたものの、当時の助産師国家試験の合格発表は5月の中旬頃でしたから、入職してからの6週間程は看護師免許で業務をしなければならず、注射一つ満足に行えないペーパー看護師で即戦力にはほど遠い存在でした。このような状況ですから、業務一つひとつに先輩助産師から見極め印をもらいながら、9月の「一人立ち」に向けて業務をたたき込まれました。

勤務体制は三交代（日勤・準夜勤・深夜勤）で、どの勤務帯にも必ず助産師が勤務することになっており、準夜勤は4人で、新人助産師が勤務する場合は先輩助産師が病棟勤務をしながら分娩室当番の新人にアドバイスをします。深夜勤は3人で、助産師は一人で分娩室を担当するので、新人助産師にとっては最も緊張する勤務帯でした。当時の当直医は自宅で待機することが許可されていましたから、分娩進行者のいない夜は自宅に帰ってしまいます。病院から車で30～40分程離れている医師が当直する夜などは入院の電話が鳴らないことを心底祈り勤務したものです。経産婦の全開大入院や骨盤位の産婦から破水の電話があろうものなら、電話対応で情報をかき集め、助産診断した内容を医師に電話しなければならないのです。
今でも9月になると、中秋の名月を見上げて「どうぞ今夜だけは、お産にあたりませんように」と祈ったことや、勤務の手順よりも、勤務表と医師当直表を確認し「帰らないでください」「起きていてくださいね」「深夜でも電話していいですか」と、先輩助産師と当直医師への根回ししたことを思い出します。当時とても厳しかった先輩助産師からは「あらぁ、それは彼氏ができたら言うことばでしょ～」「はじめては誰にでもあることよ」と、笑いながら励まされました。後になって分かったことですが、当時の先輩助産師達には『裏勤務表』があり、新人助産師が夜勤のときは、先輩助産師にオンコール体制が敷かれていたそうです。後輩育成のためとは言え、子育て中の先輩や遠方から通勤していた婦長さんには感謝のことばしかありません。

（稲井洋子）

眠らない産科病棟

私が働いていた病院は三交代勤務でした。二交替勤務が多くなってきた今、イメージがわかない人もいると思うので少し説明をすると、日勤は8時半～17時15分、準夜勤が16時半から翌日1時15分、深夜勤が0時半から9時15分です。だいたいの勤務が日勤・深夜・準夜がひとクールという感じです。つまり、日勤が終わったら帰宅し、夕食とシャワーを済ませたら少し眠ってまた病棟へ……という流れです。初めての夜勤は、5月の大型連休明けから。勤務表が配布されたときから、同じ夜勤に入る先輩方に「初夜勤です、よろしくお願いします」と何度も挨拶をして、「そんなに何回も言わなくて大丈夫」ととがめられたのも今では良い思い出です。

夜勤当日。忙しい病棟だったので日勤は定時で終わることがほとんどなく、この日も同様でした。それでも先輩方が帰って寝てきていいよと帰してくれたので、少しでも寝ないと、と思い、アラームと目覚まし時計を何度も確認して布団に入りました。……が、緊張していたのでしょう。目が冴えてまったく眠れません。結局30分くらい寝られたかな?という状態でアラームに起こされました。

「お疲れ様です」と言いながら入る病棟は、いつもの日勤のときとは空気が違いました。先輩方は忙しく動いているし、夜間同室をしている部屋から赤ちゃんの元気な泣き声も聞こえるのですが、やはり日勤よりも少し静かな雰囲気にさらに緊張が増しました。

準夜勤から深夜勤への申し送りが終わり、もういちど「今日は初夜勤です。よろしくお願いします」と挨拶をし、夜勤スタート。

4人部屋の褥婦さんと新生児を受け持ちました。授乳介助とラウンドを繰り返していたらあっという間に時間が経っていました。いつまで授乳室にこもってるの?と、夜勤リーダーに促され休憩に。しかし、休憩に入ってもまったく眠れず、朝を迎えました。不思議と夜勤中に眠たくなることはまったくなく、目は爛々としていました。緊張して神経が張り詰めていたのだと思います。朝の検温に回り、窓の外が明るいことを実感したとき、はじめてすごくほっとしたのを覚えています。そして、日勤への申し送りも無事に終わり、先輩方に挨拶をして帰宅した後は、多分一瞬で眠りに落ちてしまったと思います。

夜勤をしてみて感じたことは、産科病棟は夜も眠らないということです。お産は四六時中。

新生児は夜行性。静寂な中にも緊張感が常にある病棟でした。
3～4年もすると日勤・深夜の間は爆睡し、深夜勤中も分娩進行中の産婦さんの間歇時には一緒にウトウトしてしまうこともあり、短い時間で熟睡できるようになりました。

（岡　潤子）

夜勤は先輩との関係性づくり

当時は1週間もしたら夜勤には入ったものです。勤務は三交代制で、夕方の4時半から夜中の1時までが準夜勤務、深夜0時半から朝の9時が深夜勤務でした。3名の勤務者の中で助産師は自分だけの場合が多く、後は看護師さん2名のこともしばしばで、分娩室は新米だろうが助産師が仕切らなければなりません。看護学校が先輩の看護師さんもいて、新米助産師である私のリーダーを支えてくれました。産科病棟は昼も夜もお産中心で回るので、夜間が特別ということは少なかったように思います。たまに分娩進行者がいなくて静かな夜は、先輩からのさまざまな経験談を聞かせて頂く時間でもありました。夜勤で誰と一緒になるかは一番の関心ごとでした。今では誰とでも関係性を築けますが、当時は嫌だなーと思う先輩もいました。勤務交代することまでは考えませんでしたが、メンバーによって疲れる存在の人もいました。あの人と組むと息が抜けないから疲れが倍になるといわれる人、仕事をしやすいようにサポートしてくれる人、一緒に組みたいと思われる楽しい人などいました。「仕事は楽しく、確実に」今でもモットーにしています。

8 妊娠期のものがたり

はじめての妊婦健診

妊婦健診は常に医師が担当して、助産師は診療の補助業務をしていました。あるとき、子宮底、腹囲の測定をどのようにしているか個別に技術チェックされたことがあります。測定する人により、値が異なるので、測定技術を統一したいという産科部長の考えから、皆がどのように測定しているかを知りたかったのでしょう。

一人ずつのチェックの後、あれはどんな意味があったのか、その後何の音沙汰もなかったということは、私の技術は良かったということなのかと、一人考えていました。チェックされた後は、測定は正確にという意識が高まり、まず、前回の値を把握して、それより少なくないか、多すぎないかを意識しながら測定していました。あるとき、外来に行くと、「齋藤君、今日は医師が足りないので、妊婦健診を君がしてくれ。何か異常があるときは「わし」に回すように」と、部長にいわれ、急なことで少し戸惑いましたが、そのまま妊婦健診を続けて、ほとんどの妊婦は問題なく終えることができました。今でいう助産外来です。以前の技術チェックは、助産師の力量を見ていたのかもしれません。

助産師外来

平成4年4月、私は先進的な助産業務を推進している事で有名な、お茶の水にある三楽病院付属助産師学校の教務主任として赴任しました。この学校は日本の助産師教育のメッカ的存在で、隣接する病院では昭和54年頃から助産師外来を行っており、ペアレンツクラス、家族計画指導外来、夫立会い分娩、院内助産などを実践しておりました。

教務主任なので、当然学生と共に助産師外来や家族計画指導外来などを担当することになります。熟練助産師達に見られて評価されていて、緊張の連続でしたが、ここでの4年間で助産師としての実力を高めることができました。妊婦健診後はいつも、「このまま帰していいのか、何か異常を見落としていないか」と、不安でした。前期破水の入院があると、最後の健診を自分が担当していなかったかと、はらはらする思いでした。妊婦健診では異常の徴候を見落とさないことが基本ですが、一人で診て帰すことの責任の重さを実感したものです。これまでの病院では常に医師に守られていたのだと実感しました。最終責任を医師がとるシステムでは自立できない病院助産師の側面がみえました。

助産師外来での妊産婦との関わり

4人目を産むことの選択

Mさんは、暗い顔と不安そうな表情をされ、助産師外来に来られました。

「義父が亡くなって間もない中、4人目を妊娠しました。この状況では、とてもじゃないけどこの子を育てられそうにありません。中絶した方がよいかと迷っています」と、涙ながらに語られました。

ひとつの生命が今、Mさんの子宮に宿り、生きている。亡くなった義父の代わりに生を授かったのかもしれない。ふしぎな生命の巡り合わせを感じました。

本当は赤ちゃんを産みたい。でも、この状況で4人目は…と悩んでいました。Mさんの心の叫びを聞き、生まれようとしている生命を大切にしてほしいと願いました。数週間後、Mさんは家族に相談したところ、赤ちゃんを産むことに賛成してくれたと笑顔で来院されたのです。

以来、毎年生まれた男の子の写真入りの年賀状をいただき、成長を知らせてくれています。あれから10数年、あのとき生まれた男の子は中学生になりました。Mさんファミリーに幸せを運んで来てくれた〝いのち〟に、「生まれてきてくれてありがとう」と伝えたいです。

（鯨井貴輿子）

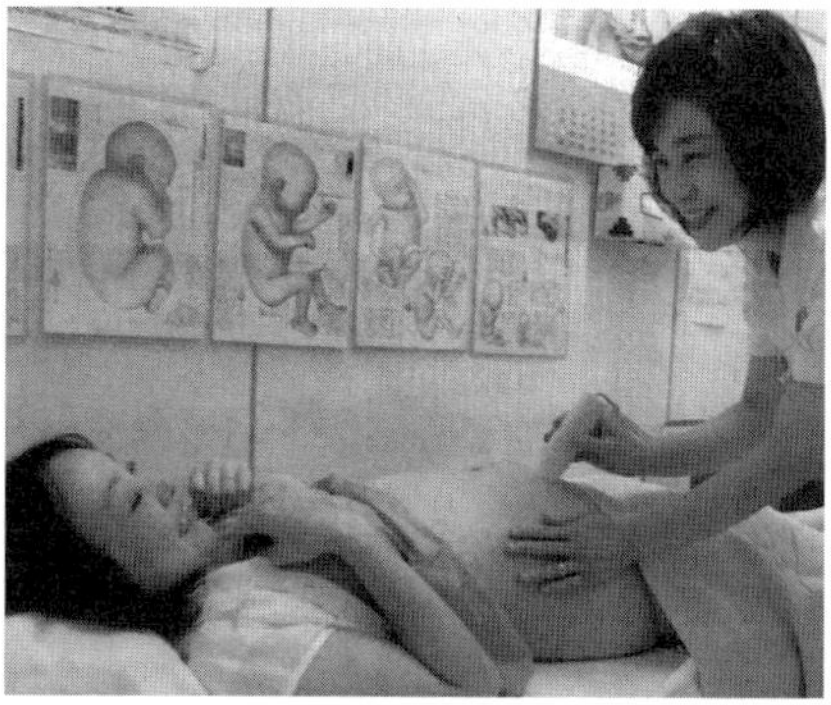
助産師外来での妊産婦との関わり

母体内で死亡した赤ちゃんの出産

妊娠後期のAさんが、胎児死亡と診断されて助産師外来に来られました。お腹の赤ちゃんが亡くなっている現実を受け入れられず、涙ながらに語り始めたのです。

「先生は、すぐに入院して処置をしましょうと言われました。私はこの子をこのまま育てて陣痛が来るのを待って自然に産んであげたいのです」。

胎児死亡の赤ちゃんをお腹の中に長く置くことは、医学的にリスクが高く危険なことです。しかし、Aさんは処置を拒否され、自然出産を強く希望されました。私は、Aさんの気持ちをしっかり受け止めながら、少しでも早く赤ちゃんを産んであげることがAさんにとっても赤ちゃんにとっても良いことだと話しました。数日後、ご主人と話し合い、死産の処置を納得して入院されたのです。悲しみの出産ではありましたがAさんは赤ちゃんを頑張って産んであげることができました。たとえ、お腹の中で赤ちゃんが亡くなっていても大切な〝いのち〟として認め、Aさんの気持ちに寄り添い悲しみを共感し支援することの大切さをAさんとの出会いで学ぶことができました。

（鯨井貴與子）

全盲の母親の出産

Sさんは網膜芽細胞腫という目の病気で、産まれてすぐに視力を失っていました。ご主人も弱視で盲学校の教員をされていました。

助産師外来で保健指導を担当することになった私は、毎回の健診で元気な赤ちゃんが産まれてきてくれることを願いながら、保健指導に携わりました。

ご夫婦でいつも一緒に健診に来られ、赤ちゃんの心音を聞きながら、成長を楽しみにしていました。Sさんのいちばんの願いは五体満足で産まれてきてくれる事です。予定日が近づき陣痛が始まり、Sさんは、ご主人立ち会いで、無事元気な女の子を出産されました。願った通り五体満足の赤ちゃんが産まれました。

そして、2年後には2人目を妊娠され、再びSさんの妊婦健診を担当させて頂きました。あれから数年、2人のお嬢さんは元気に育っているとのお知らせを頂き、成長を見守らせて頂いています。昨年、ご主人から、Sさんが人生を全うされたとの悲しい知らせが届きました。Sさんは、きっとお子さんを育てながら、幸せな人生を過ごされたと私は思います。

助産師外来で多くのご夫婦との出会いは、私の助産師人生の宝物として深く心に残っています。Sさんもその一人であり、いつまでも私の心に残り続けることでしょう。

（鯨井貴與子）

はじめての両親学級

はじめて集団指導を担当するときは、とても緊張しました。2時間半のクラスで何を指導するのか、どのように伝えるのかを考え、準備にとても時間を費やしました。勤務の後に同期とお互いのプレゼンテーションを見せ合って練習するのですが、何度やっても本番で頭が真っ白になるのではないかと不安でした。自分が話さなければならない内容が頭から消えてしまうのが怖くて、毎日繰り返し、繰り返し練習します。そんなときに、合コンの予定が入りました。とても行く気分ではなかったのですが、どうにもお断りできない状況で渋々同期3人で参加しました。男性陣から「助産師さんって普段どんな仕事してるの？」と聞かれたので、「分娩介助をしたり、今度は両親学級を担当するんだよ」と話すと、「両親学級ってどんなことを話すの？」と質問されました。そこからはプレ両親学級の開催です。私たちの頭の中はクラスで話す内容でいっぱいですので、「分娩には三つの大切な要素があるんです！それぞれがうまく絡み合ってお産がスムーズに進むように……」と延々自分たちのプレゼンテーションの予行練習をしてしまいました。新人の頃は本当に余裕がなかったので、新しいことに挑戦しているときは、プライベートと仕事の切り替えがまったくできていなかったように思います。その男性陣も今はどこかで父親になっているのでしょうか。私たちの指導の成果が少しでもお役に立てていれば幸いです。

（得松奈月）

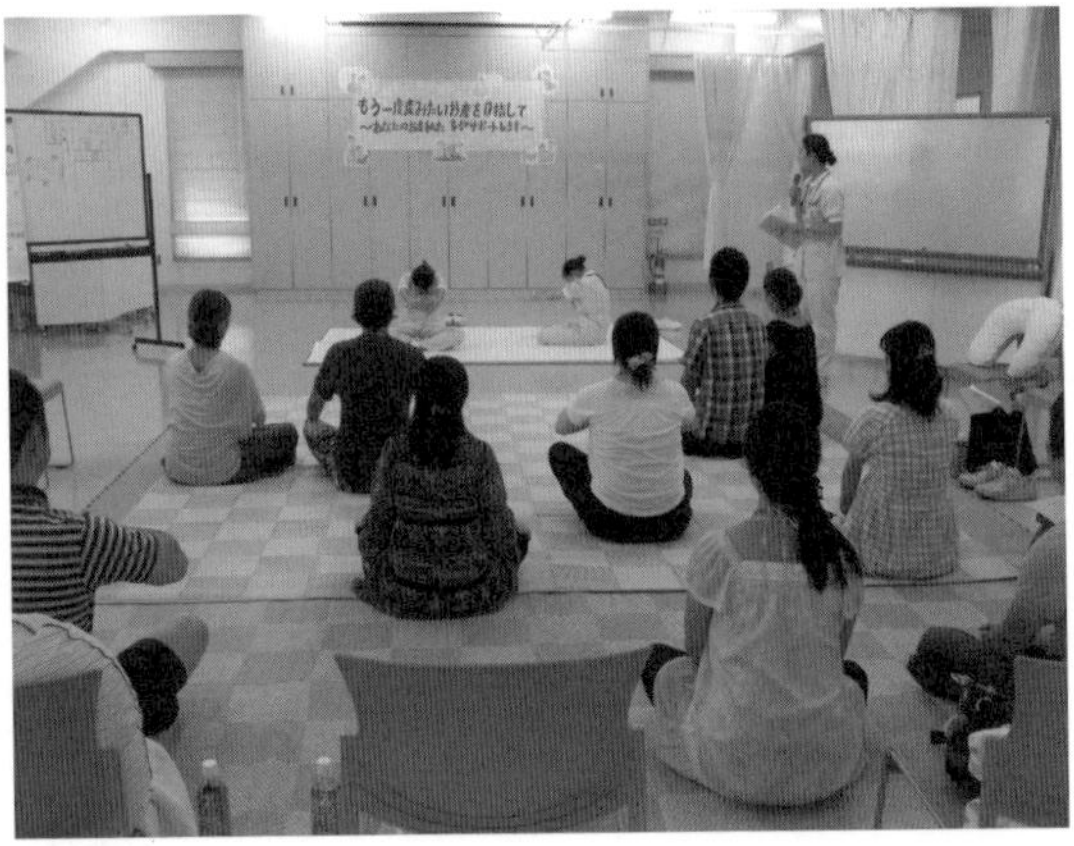

両親学級

9 今に残っている学生時代の経験

はじめての安産教室

助産学生時代に健康教育をするのは必須でした。母親学級は初期、中期、後期の3回、出産後の離乳食指導を1回するのがノルマで、安産教室も2回行いました。中でも忘れられないのは、安産教室での出来事。原稿に添って話してきたのですが、出産の場面でのいきみの指導で、どんな姿勢をとるかを説明し、はい、産痛がきましたよ、大きく息を2回吐きましょう、吸ってー、吐いてー、吸ってー、吐いてー、もう一度吸ってー、そのまま息を止めていきみます、うーんーーーー。と云わないといけない場面で、ぅーーーーん、といきみの声が出なくなったのです。何故だか「うーーん」と、いうことが恥ずかしくて、口に出せず、ことばが出てこなくなったのです。指導助産師さんが声を出してくれて、その場はどうにか乗り越えました。

分娩時の声掛けは分娩介助を何例か経験しないとことばが出てこないものです。

はじめての分娩介助

はじめて関わった妊婦さんは32歳の経産婦さんでした。学生の自分は21歳、なのに、妊婦さんは32歳の2回経産婦さんでした。今なら相手の産婦から教えて頂くことが多いのは当たり前だと思えるのですが、当時は「自分は助産師として専門的に勉強しているのだから、色々なことを妊婦さんに教えないといけない」と、思っていました。覚えたてのラマーズ法で、産婦さんに、「はい、吸ってー、吐いてー」と、声をかけながら自分のことに夢中で産婦さんとの心の関わりはほとんど無く、分娩介助につきました。児の娩出は、指導助産師さんと共に必死で、何をしたか覚えていないほどです。気がついたら、私の目の前に生まれたばかりの赤ちゃんが大きな声で産声を上げていました。産まれたのは男の子。上2人が男児で今回こそは女児をと希望していた産婦からは喜びの声が聞けませんでした。私は、「おめでとうございます」と、なんとも言えない感動で、涙がとまりませんでした。はじめての介助で感極まってボロボロ泣いている私とは対照的に「また男の子か」と、ほとんど感動を見せない産婦さん。「一言感動の喜びの声が聞きたかったなぁ」は私のわがままですね。

人生初の分娩介助

「……おめでとう……ござ……います……、男の子です」

助産学生として、一例目の分娩介助で児の誕生と共にやっとの想いで発したことばです。はじめての分娩介助ということで、前日からとてつもない緊張と興奮で、自分自身の精神状態を落ち着かせるのが精一杯で、指導者の助産師に促されて、ようやく発したことばにならないことばでした。

前日の8月27日の午後、その産婦と私は出会いました。偶然にも同じ年齢の初産婦さんでした。陣痛にはならない腹緊でしたが5分おきだったのと、子宮口が開いていたので入院になり、受け持つことになりました。当然ですが、はじめての内診は、指導者さんの診断結果とは異なる結果で、内診技術の難しさを痛感したものです。モニター装着のタイミング、モニターのプローブの位置、産婦の体位など、一つひとつが演習と違いました。それでも、今の私にできることを無我夢中でさせていただきました。

入院当日の夜、陣痛も弱まったことから、指導者の判断で明朝に仕切りなおすこととなり、そのため私は一旦帰宅し、明朝からまた受け持たせていただくこととなりました。早朝に1本の電話が……。

「受け持ちさんが、お産進んできたからすぐに来て‼」と。

慌ててパジャマのまま自宅を出ようとした私に、落ち着くように声をかけたのは、私の家族でした。家族のありがたさを感じた瞬間でもありました。

産婦さんのもとへ駆けつけた私は、愕然としました。昨日とは違い、産婦さんの表情は疲労がみえ、陣痛発作時には昨日よりも辛そうで、「本当に昨日の産婦さんなのか？」と疑問を抱くほどでした。そんな私に指導者さんがすぐさま喝を入れ、着替えて陣痛室に向かいました。

その後は順調に進み、分娩室へ案内。指導者さんの二人羽織のもと、初の分娩介助をさせていただきました。はじめて取り上げた児は、とても温かく、分娩そのものが神秘的でした。

はじめての分娩介助で改めて思ったことがあります。「おめでとう」といわれる日が誕生日だと思っていましたが、両親に「ありがとう」と伝える日なんだと。

人生はじめての分娩介助をさせていただいた8月28日は、私の誕生日でもありました。私にとっても一生忘れられない日になりました。

（松山妙子）

継続事例の出産

学生として約30人の方の分娩に関わましたが、いずれも今考えると大切な出産に立ち会わせていただけたものだと感謝するばかりです。

その中のひとりが継続的に受け持たせて頂いた1回経産婦の方です。ラマーズ法で最後まで主体的に出産にのぞまれ、頑張って呼吸法をすることで、痛みは本当に乗り越えられることを確信できた方のお産でした。

この継続事例の産婦さんとは、その後1か月健診や家庭訪問指導などをして、児の成長を見守ることができました。児が成長して中学生になったとき、大阪の自宅を15年ぶりに訪問しました。ご家族にお会いしましたが、お母様から、「こうちゃん、もう中学生になったので、先生に抱っこしてもらえないわね」と言われて、かつての赤ちゃんははにかんでいました。そのときの彼の発言「お母さんがいくら偉い先生といったって、田舎（宮崎なんか）にいたら仕方ない

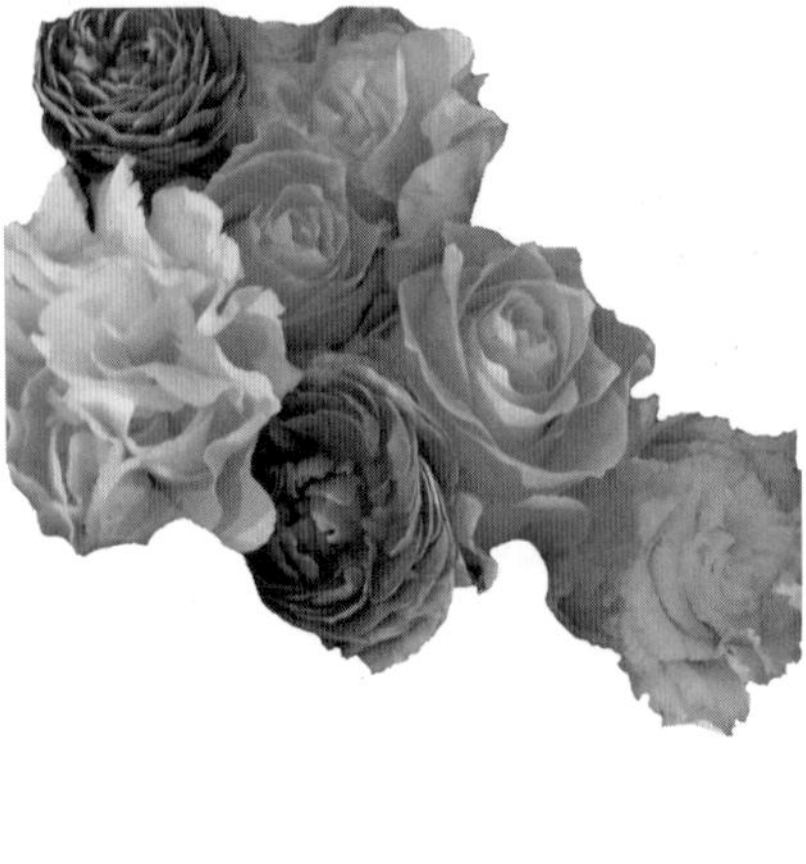

よ。本当に偉いのなら、東京で活躍すればいいのに」と。このことばは、私が中央で勉強するきっかけにもなりました。

生命はかけがえのない一つのいのち

私がはじめて分娩介助をしたのはAさん40代、初産の方でした。

Aさんは、とても明るい方でした。その明るさとは裏腹に過去に流産をし、お産に対する不安が強く、一人になりたくない思いで必死でしたので、私はできるだけAさんの傍にいるようにしました。Aさんは分娩促進剤を使用していましたが、緊張や高齢出産であることからなかなか分娩が進みません。何かできることはないかと考え、足浴やマッサージをしました。すると、Aさんの緊張がとれ、お産は進んで直ぐに分娩台に移動になりました。

分娩台に移動したAさんは身体を硬くして必死に陣痛に耐えていました。助産師や医師がリラックスできるように必死に声かけをしてお産を進めました。出産はスムーズに進み、赤ちゃんが無事に出てきましたが、生まれた瞬間、周りの助産師達は驚いた顔をして顔をしかめています。何が何だかわからず戸惑っている私に医師が小さい声で「ダウン症かも…」と言いました。私はその声と周りの人の動きに圧倒されて何もできず立ちすくんでいる間に、児はNICUに移されました。

その後、退院したAさんに母乳外来でお会いしました。Aさんは「赤ちゃんが一生懸命に生きているのを実感できて、とても可愛い！」と。障がいを持った児を受け入れ、育児を頑張っておられる姿に深く感動しました。どんな命でもその人にとっては、とても大切な〝いのち〟であると強く感じました。どんな障がいがあっても、命は一人ひとりがかけがえのない一つの命なのです。私は助産師として、これから関わるすべての人を大切にケアしていきたいと思います。

（鈴木美紗稀）

助産実習でまさかの逆子ちゃん！

今日は夕方からお産の待機…。寮の電話が鳴ったら、いつでも出動できるよう準備して落ち着かないときを過ごし、「リリ～ン！」の「リ」に反応して電話を取り、病棟へと走ります。4階まで階段を駆け上がって病棟へ行くと、3人目のお産の方が入院するとのことでした。助産師さんから、分娩進行を確認してくるように促され、陣痛室に行き、内診すると、中指の先にあるのは「固い頭ではなく、柔らかい感覚…」『なんだこれは？・？・？』『もしかしておしり？・？・？』『え？頭位じゃない？・？・？』『もしかして逆子』と、頭の中をぐるぐるといろんなことがまわります。『本当に逆子だったら大変！もう夜！ドクターもいない』。そして報告しないといけないのは、無表情で言葉数の少ない怖い助産師さんです。「あの～すいません、内診したら、頭じゃないものが触れるんですけど…」と私。「え？（何言ってるの？・この子という表情で）頭じゃないもの？・？・？と怪訝そうにしながらも、「わかった、行って診るわ」と…。助産師が内診し、児の状態を確認すると、やはり逆子！

「今日の産直は、○○先生！早く連絡して！どこにいるかな　医師公舎にいるかな？…自転車で来るかな？」と、病棟スタッフが動き出しました。

私は、産婦さんのそばで、助産師さんとケアに入りました。医師は来ないし、お産はどんどん進みます。私は、何もわからないけど、『先生早く来て…』と祈りながら、努責のかかる産婦さんを見守りました。いったいどのようにベビーが出てきたのかは記憶には残っていないのですが、赤ちゃんは、医師を待つこともなく、無事に生まれて、元気なうぶ声を上げました。すごい母親！　すごいぞ赤ちゃん!!　すごい生命力!!『よかった！無事に生まれてきて本当によかった』。講義で逆子のお産がどれほど危険なものかを学んでいたため、無事に生まれてきてくれたことの驚きと安堵感は大きいものでした。かけつけた産直の医師に「○○先生が遅いからもう生まれたよ〜！」と助産師も安堵の表情で場を和ませていました。

後から、助産師さんに、「これは普通ではないからね！」と言われたことを思い出します。貴重な体験でした。ありがとうお母さん。

（松本憲子）

助産師を志す覚悟を決めたお産との出会い

「実習にも慣れ、自分でもお産を取り上げられることが何となくわかり、意外と簡単だ」そう思っていたときに受け持った産婦さんのことです。

朝、申し送り後に指導者さんから受け持ち可能なお産があると聞いて受け持ちました。30代の経産婦さんでした。誘発目的での入院であり、陣痛促進剤の点滴中でした。分娩監視装置では胎児心音の異常はなく､順調にお産は進んでいました。しかし､受け持ち開始から2時間経ったとき、分娩監視装置で心音が聴取できなくなりました。位置がずれたのかな、と思いつつ調整しましたが、その後も上手く取れませんでした。体位が変化しているためかな、そういうこともあるのだなと思い、2時間が経過しました。すると、突然、今まで静かだった産婦さんが病棟中に響き渡るぐらい大きな声で叫び出したのです。そして「何か出た！」と。指導者さんがパットを確認すると、流動性の血液が付着していました。私は何が起きたのか分からず、唖然とするだけでした。指導者さんの言われるままに動き､分娩室に急いで入室させ､ナースコールを押して児の娩出を急ぎました。私は、何もできない悔しさ、こんなにもできないものかと自分自身に怒りを覚えつつ、児頭の娩出をしましたが、急に自分に自信がなくなり、児頭娩出後、体幹を出す前に児から手を外し、一歩後退りしてしまったのです。

指導者さんとお産を振り返り、出血は常位胎盤早期剥離のためだと分かりました。そして結局、自分は何もしていないことに気づきました。先日まではたまたまうまくいっただけではないか。自分の満足感、根拠のない自信だなんてもっての外だ。なぜ、緊急時にも関わらず自分の感情を優先したのか。誰のためのお産だったのか。謙虚な姿勢を忘れ、自分に溺れる恐ろしさにも気づきました。もっと勉強してもっと追究しないといけない。「私がお産をとる。私についてきて！」と言えるぐらいにならないと助産師は務まらない。一瞬で生命が消えるかもしれないお産、お産に関わるとはどういうことか。助産師を志す覚悟を教えてくれたお産でした。

（近田佑有子）

寄り添い続けることの大切さ

私は「ことば」は人を癒すものだと考えています。しかし、ときに攻撃性を持ち、そのことば次第で人をあやめてしまうこともあります。同じことばであっても、相手の立場と状況によって相手への届き方が変わってきます。臨床で感じたことは、妊産婦さんのことばに対する「敏感さ」です。妊産婦さんは助産師や助産学生のことばや表情をしっかり見て、聞いています。これらのことばかけが産後の子育てにも影響してきます。そのため、私は産婦や褥婦に声掛けをすることが苦手で、お話をしても当たり障りのない内容になっていました。また、受け持ちの褥婦にそっけない態度を取られた際に「何か嫌なことをしたのだろうか」と悩みました。そんな中、縁があって、重症心身障がい児と肢体不自由児の家族交流会へ参加しました。そこで出会ったAさんに、出産した施設の医療者に何を望むか聞いてみました。すると、Aさんは「産後、事実を受け止めるのが大変で、助産師さんに声をかけられても『今は来ないでくれ』と思ってしまい、拒否してしまいました。そうしたら、入院中はスタッフの方に腫物を扱うように対応されてしまい、声をかけてもらうことはありませんでした。一度、拒否をされてもめげずに、何度も来てほしかったです」と語られたのです。この話を聞き、拒否され、否定されたとしても、助産師として「寄り添い続けること」が、大切であることを実感しました。適度な距離を保ちつつ、押しつけではない、その人との関わりのなかで、自分の持っている愛の心が届くように努力し続けていきたいと思います。

（縄田　碧）

助産師を目指したのは愛ある助産師との出会いから

私は第一子を総合病院、第二子を助産院で出産しました。助産院での出産は医療環境が備わっていないためとても不安で本当に助産院での出産でよいのか悩みました。「ここで産もう！」と決意したのは助産師さんの一言でした。それは長女を連れての妊婦健診のとき、長女が健診器具に手を伸ばそうとしている姿に、私が「あっ！すみません！」と謝った際、助産師さんはとても優しい眼差しで「いいんですよ〜。子どもは天使ですから」と言ったその一言です。日本の社会で子育てをしていると子ども連れの移動や外食等では、親として少し肩身が狭い思いをします。「助産院には子どもを天使と思ってくれる助産師がいるんだ！」「子どもを受け止めてくれる場所があるんだ！」と私は感動し、「ここで産みたい！この温かい助産院でこの助産師さんたちと出産を迎えたい！」と助産院での出産に前向きになれました。

その後、私は愛の溢れる助産師さんの姿に感銘を受け、「私も助産師になる！」と決心しました。働いていた会社を辞め、看護大学に入学し、現在は大学院で助産師になるための勉強をしています。私の夢は今住んでいるこの町を可愛い天使でいっぱいにする事です。

1か月健診時に助産院を訪問したとき「子どもは天使」とおっしゃっていた助産師さんは私の肩に優しく手を添え、寄り添ってくれました。私は自分の助産観がブレそうになったときにいつもこのときのことを思い起こし初心に返ります。愛を注いでくれた助産師さんたちとの出会いに感謝し、私も多くの人に愛を注げる助産師を目指していきます。

（宮嶋真代）

10 学生との関わり

分娩第二期　微弱陣痛

学生M子さんは分娩室実習からなかなか帰ってきません。大学で待っていたのですが、気になるので、夜の11時頃に分娩室を覗いてみました。産婦さんの子宮口はほぼ全開大とのことでしたが、陣痛が弱く遷延していました。このままでは多分朝方までかかるか、途中から点滴で陣痛増強されることが予測されました。学生は少し疲れを見せながらも、何とか頑張ってついているようす。産婦は微弱陣痛ながらも意欲的でした。そこで、産婦さんに聞いてみたのです。「ねー。このままだと微弱陣痛でなかなかお産は進まないと思いますよ。あなたはどちらが良いですか。点滴で陣痛を強くして早く産んでしまいたいですか、それとも少し時間はかかるけれど、自然に進むのを待ちたいですか？」と。産婦さんは、「自然に産みたいです」といいました。全開大してから1時間、このままだと点滴をされてしまうと思ったので、「じゃー少し歩いてみましょうか。分娩室の外に出てみましょう」と、声をかけました。ついていた学生は「先生、全開大しているのですが、大丈夫ですか？」と、不安そうです。夜勤の助産師も歩いているのをみて、「先生、その方は全開大しているのでは？」と、聞いてきました。「私が一緒についているから大丈夫。陣痛がほとんど来てないので」と説得して、分娩室の中廊下を歩くこと数分。

当時は、臨床実習で学生の受け持ち事例に関しては、教員がついているときは責任を持って妊産婦と関わっていたものです。同じ大学の付属病院ということで、それが許されていました。教員も必ず一定期間の助産師経験のある者が採用されていました。学生と産婦と分娩室をでて、廊下で話しながら歩き、しばらくして分娩室に帰ってきたら、あら、不思議、魔法にかかったみたいに陣痛が強くなってきて、それからしばらくしたら、お産になったのです。全開大してから3時間後の出産でした。第二期が3時間というと異常分娩になりますが、全開大後のお散歩も入れた時間であり、破水もしていませんでしたし、努責し続けた3時間ではありませんので、自然分娩そのものでした。「おめでとう!!」このことばが本当にぴったりのお産でした。学生にとっても私にとっても忘れられない思い出のお産。多分、産婦さんにとっても希望通りの自然分娩が出来たのできっと覚えて頂けているものと思っています。

分娩第一期の関わり――学生Iさんとのお産

Iさんは初産婦さんを受け持っていました。実習施設に行ってみると、産婦さんを受け持っていて、「先生、痛がっているので、見ているのが辛いです。何もできない自分が悔しいです」と、分娩第一期は陣痛を上手く乗り越えていくためのことばかけが大切ですが、まだその多くのことばを持っていない学生にとって何をしていいのかわからない状況でした。学生は技術が未熟なので、その分を「態度で、優しさで、勝負しよう」と、言うのが私の方針。笑顔と優しい声かけ、そしていつもその傍らに共にいることを勧めています。ときには「痛い！痛い！」

と叫び声をあげる産婦の傍らで腰をさすり、呼吸を促し、励まし続けるのです。学生はまず辛いときに傍にいるだけでいいのです。「何もできなくていいのよ。一緒に痛みを感じて、痛いですね。よく頑張っていますね。そう、すごいですよ。今の呼吸は良かったですよ」と言いつつ、「暑かったら、うちわであおぎ、足が冷えていたら蒸しタオルで温める。ときには足浴をするなど、少しでも出来ることをすればいいのよ」と、話しました。助産師教育のなかで、分娩の演習は、とかく分娩第二期の娩出法の介助に重点がおかれていて、第一期のケアに関する演習は少ないものです。実習に出て、そこでいきなり産婦を受け持ち、見よう見まねで第一期のケアを臨床の助産師さんから学びます。第一期を上手く乗り越えてこそ良いお産になるので、実は第一期ほど大切な時期はありません。ある日、学生が受け持っている産婦の側に行き軽く手を握り、足をさすったら、今まで騒いでいた産婦さんが急に静かになったのです。この学生は、その後第一期の関わりに意味を見出し、何事も産婦のためにという姿勢が身についたようです。卒業後、「先生、母乳は体液だから、乳房マッサージは手袋をはめてするように言われるのだけど、母乳の場合は感染源ではないというエビデンスはないですか?」と、図書館を訪ねてきました。手袋をはめて乳房に触れることに抵抗を感じたようでした。助産師と産婦との関係性を築くとき、肌と肌の触れ合いは大切で、助産師の温かい手のぬくもりが、産婦への愛情となり、その受けた愛情を母親はわが子に返していけるのです。私たちは、母親が子どもを愛する心が育つように、多くの妊産婦さんに深い愛情を注ぎたいものです。

看護学生との分娩立ち合い

母性看護教育のみに関わるようになり、看護学生と実習に行きますが、臨床に行くと助産師の自分が顔を出してしまいます。

ある朝、私は分娩進行中のKさんに学生見学の承諾を頂くために分娩室に入りました。Kさんは初産婦さんで約3分毎に陣痛がきていました。大柄の明るい方でしたが、陣痛の度に大きな声をあげており、傍についている夫も不安そうにみえました。「Kさん、お産を一緒に学生と入らせてくださいね」と、声をかけながら、ベッドサイドにいくと、私の顔を見たとたん、いきなり、Kさんは私の親指を強く握り、「ここにいてください。行かないでー」と握った親指を離さなくなったのです。「大丈夫、一緒にいますよ。頑張りましょうね」と言いつつ、学生を呼びに行けずそのまま、しばらくしたら、Kさんに付き添ってしまいました。しばらくしたら、他の教員が来てくれて、学生も一緒に分娩室に入ることが出来ました。しばらく親指を握らせていたあと、強く握り絞められ続けた親指を学生の手と交代

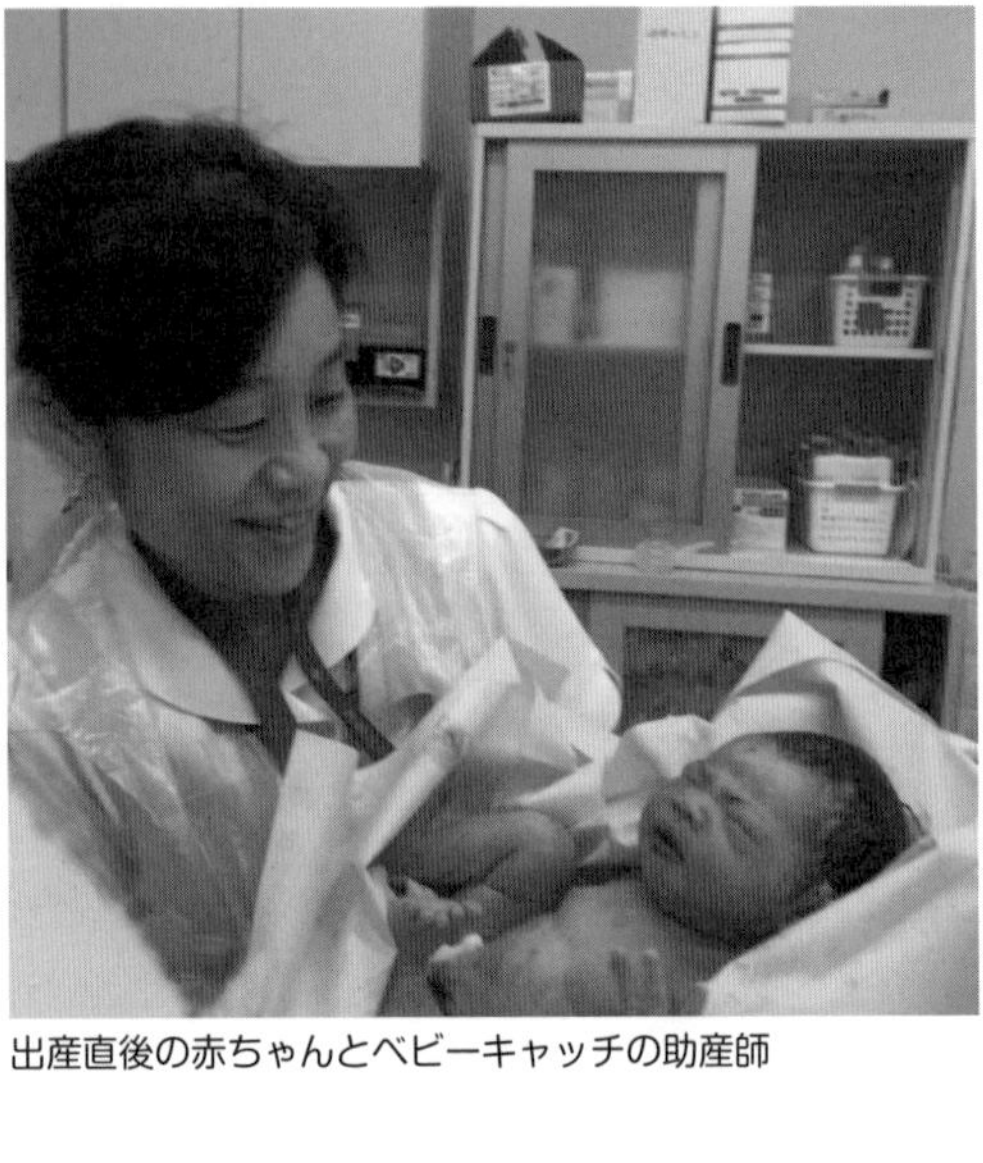

出産直後の赤ちゃんとベビーキャッチの助産師

しながら約2時間。学生は後で手をさすりながら「先生すごい力でした。あれが陣痛の強さなんですね」と。しびれるほどの強さでしたから私の親指も赤くなっていました。産婦から、「あのときはごめんなさい。まるで女神様にみえて……、この手を離したら駄目だと思った。ありがとうございました」と、満面の笑顔でお礼を言われました。やはり私は助産師。学生がいても産婦さんが第一。そんな私に、一緒に分娩に立ち会った学生たちは、「私の出産のときも先生にいてほしいな」と嬉しいことを言ってくれます。助産師教育の真髄は、「女性が大好き、妊産婦が愛しい」と感じる助産師としての自分の後姿を見せることなのかもしれません。いつも女性の傍らにいる、これが私の助産師の道なのだと。

私は分娩に立ち会わせて頂いたら、自分のお母さんにそのようすを話し、感謝のことばを伝えるように学生に伝えています。「お母さんもああやって私を産んでくれたのね。ありがとう。産んでくれて……」と、男子学生も、恥ずかしげもなく話せたと言っています。出産に立ち会うことは、それだけ素晴らしいメッセージをくれるのです。いのちの素晴らしさ、感動、生きていることへの感謝、親への感謝など……、この感動は、思春期の子どもたちへのメッセージとしてもとてもも大切なものです。いのちに関わる仕事をすることの喜びを感じずにはいられません。

教え子の受け持ち産婦になって

私は、27歳で妊娠し、学校の隣にある実習病院で妊婦健診を受けていましたが、予定日超過のため、入院して、陣痛を誘発することになりました。陣痛室で着替えていると、見慣れた学生が近寄ってきました。なんと、看護学生として教えて、助産師学校に送り出したB子でした。後輩の教員が、「先生、今からB子の受け持ちになって頂いていいですか?」と、私は、「どうせ今日は生まれないだろうから、分娩第一期は学生についてもらってもいいかな」くらいに考えて、「いいですよ。どうぞよろしく」と、うなずいていました。まさかノーとは言いたくても言えません。

その日は不発で、翌日に仕切り直しになりました。2日目も朝から、B子に受け持ってもらい、陣痛が始まりました。B子は恩師のお産ということもあり、緊張しながらも、一生懸命に足浴や腰をさする等して分娩第一期の助産ケアをしてくれました。ときおり、助産計画を産婦である私と確認しながら。徐々にお産は進みましたが、産まれないままに、2日目の実習も終わりました。私は内心ホッとしてB子を見送り、ベッドに帰ると、リラックスしたからなのでしょうか、そこから急にお産が進みはじめて瞬く間に全開大。夜勤の助産師さんにバトンタッチしてくれたものと思いきや、B子がいるではないか。お産が進みそうだというので、誰かが気を利かせて呼び戻したらしい。呼ばなくて良かったのにと思いつつも、ダメとは言えず、B子と指導助産師さんの二人羽織で分娩は進行。私は、「赤ちゃんが苦しくなるから会陰切開して一刻も早く出してほしい」と思いつつも、学生の貴重な事例になったからには、身を任せるしかありません。ゆっくりゆっくりと進行したお産で、おかげでノーリスでした。赤ちゃんのアプガーも9点で元気な産声を上げてくれ、ホッとしたものです。

（花岡美江子）

はじめての教員

私が教員となったのは、2001年4月でした。ちょうど、看護系大学が急激に増加した時代です。修士課程在籍中に、お世話になった先生から新設される大学で母性看護学の助手（当時）を探しているから是非にといわれたことがきっかけでした。

東京で生まれ育った私が着任した大学は遠く広島でした。着任するまでの準備が大変でした。大家族で育ち、ひとり暮らしの経験もありません。炊事、洗濯、掃除は母に任せっきりでしたし、東京では車の運転もしていませんでした。教育のための準備ではなく、私自身の自立の準備をする必要があったのです。

教習所に通い、なんとか運転はできそうだという気持ちになって、3月30日夜中に父と一緒に東京を車で出発、3月31日に広島に到着しました。その日は宮島のホテルに1泊しました。美味牡蠣のシーズンはほぼ終了していましたが、とても大きい牡蠣を夕食でいただきました。美味しかったことを覚えています。父を広島駅まで送り、いよいよ、ひとり暮らしがスタートしたのは、4月1日でした。

2001年は4月1日が日曜日、2日が初出勤となりました。新設の大学で、新しい匂いがしていました。一番印象に残っているのが、ラウンジから見える宮島の鳥居です。素晴らし環境の中で仕事ができることを嬉しく思いました。そして宮島の鳥居が見えるラウンジでほぼ毎日、多くの教員でランチをしていました。

教員1年目の私の仕事は母性看護学の演習と実習の要項を作成すること、研究計画書を作成することでした。今思えばとても時間に余裕がありました。助手の私たちだけでなく、教授や助教授（当時）も条件は同じで、大学教員の「いろは」を丁寧に教えてもらえました。結局、広島での教員生活は3年間でしたが、その経験が今の私の基盤となっていることは間違いありません。

はじめての講義は、「母子保健統計」に関することでした。教授が担当する母性看護学概論の一コマを私ともうひとりの助手と45分ずつ担当しました。教授に指導を受けながら指導案の作成、配布資料の作成に多くの時間をかけました。ここでは、大学時代に経験した教育実習がとても役に立ちました。講義を担当させてもらうことで、知識を統合していくことの面白さを感じることができたことは貴重な経験でした。

（松永佳子）

見えない力に導かれて

出生の神秘

私の姉は、1歳の誕生日を前に1965年9月22日に肺炎のために永眠しました。その翌年の7月22日に私は生まれました。母は、「あなたの予定日は7月7日であり、お薬を使用しても生まれず、この日にやっと生れたのよ」と言っていました。

7月22日は私の誕生日と、姉の月命日が同じになりました。人間の生と死には、目に見えない力が働いていることを感じます。

（濱嵜真由美）

助産師への選択

私は、母親の勧めもあり看護の道を選びました。本当は高校の地理の教師になりたかったのです。看護学校の母性看護学実習では、乳房マッサージ・沐浴などの技術を学び、その一方で、突発性血小板減少性紫斑病の産婦さんの事例に出会いました。経産婦さんでしたが、なかなか分娩が進行せず、帝王切開が決定しました。看護学生である私は、ただ、産婦に寄り添い、祈り、手を握ることしか出来ませんでした。しかし、手術台上の産婦さんの子宮口が全開大し、ついていた助産師が「手術室で経腟分娩しましょう」と提案しました。医師も同意してくれ、無事に手術室での自然分娩となりました。しかし、前日に血小板の輸血をしていたにもかかわらず、かなりの出血でした。この実習を通して、「生命の危機的状況に出会ったときには、母児の命を守るために医師にも対等に発言できる助産師になろう」と決意しました。人間は目標と希望が確定すれば、頑張れるものです。希望と違う進路に、悶々としていた私でしたが、これを機に自分の進むべき道がはっきりと見えた気がします。

（濱嵜真由美）

助産師教育に携わって

助産師学生の10例の分娩介助実習を通して、助産師教員は、「黒子」であることを学びました。妊婦・産婦・褥婦さんと、臨床指導者と助産師学生の関係が円滑に進むように調整する必要があるからです。臨床指導者と助産師学生の関係性が良いと相乗効果で、看護の対象となる母児のケアの質も良くなることを実感しました。

教育に携わって思うことは、人生には、私の力で及ばないことが多々あります。命の尊厳についてきちんと後輩に伝授していきたいと思います。また、新たな助産師の課題にチャレンジして、見えない力に導かれながら、いつもワクワクしていたいと思います。

（濱嵜真由美）

助産師学生の継続受け持ち事例

助産師学生は、必ず継続事例を受け持ちます。私も学生時代には妊娠期のケアから分娩介助、そして産後の家庭訪問や一か月健診と一人の母子に深く関わり助産師の原点を学ぶ関わりをしたものです。病院に長く勤めていたので、部分的にかかわることが多く、教員になって久しぶりに学生を通して継続事例との関わりを持ちました。学生は「Ａさんのためなら何でもしたくなる」と毎回の妊婦健診の度に一生懸命考えてケアをしており、Ａさんも学生に会えることを楽しみに、妊婦健診に通うようになりました。学生は、Ａさんが無事に幸せなお産をしてほしいと、まるで身内のように常に気にかけておりました。予定日が近くなるとＡさんは、家族や親せきから「まだ生まれないの？」と何度も言われ、ストレス状態でしたが、妊婦健診後の学生が行うハンドマッサージがＡさんの心と体の緊張をほぐしていたようです。二人の間には静かな時間が流れ、Ａさんも落ち着いて分娩を迎えることができました。

陣痛開始の連絡に学生は病棟に飛んでいき、これまでにない深い関わりの中で分娩介助を進めることができ、元気な赤ちゃんが誕生して、学生はAさんと共に感謝と感動を味わいました。Aさんは、学生にすっかり心と体を開いていたのです。「何よりも相手を深く思う心、相手のためにできるだけのことをしたいと思う心」これこそがケアリングであり、豊かな助産ケアなのだと思います。知識や技術は伝えられますが、このような感情をどう育むかが教育の大切な部分であり、テキストから学ぶだけでなく、教師が直接語り、関わることで伝わるのだと思います。退院後Aさんは、軽いマタニティブルーになりましたが、学生の精神的な支えで乗り切ることができました。Aさんは「私はこんなに大切にされて幸せです」と、私に話してくれました。学生との関わりで、忙しい臨床でつい忘れがちな妊産婦を大切にする思いに触れたひとときでした。相手を大切に思うあたりまえの気持ちを忘れずに、この尊い助産師という仕事を続けていければどんなにいいでしょう。

（石川紀子）

11 分娩期のものがたり

はじめての内診

私の手袋サイズは、5・5号。小さいです。内診は指が短いので、苦労しました。その話を先輩にすると、コツを教えてくれました。

内診しない方の手で子宮底を軽く圧して、内診指の側の腕の肘を自分の脇腹に当てて固定し、ゆっくり内診指を膣に挿入する。そうすると高くても子宮口を探すことができるというのです。

ある日、同じように内診していると、手の甲まで膣に入っていました。「あっ」と思いましたが、痛みも訴えなかったので、確実に内診しようと思い、そのまま診察しました。幸い、学生のときも新人のときも、臨床では分娩についてよく教えて頂きましたので、座骨棘も早いうちから分かるようになりました。その頃の助産師は、内診の際には医師よりも回旋を正確に見ていたように思います。助産師の中には、内診は極力しないという方もいらっしゃいます。産婦の負担を少なくするという思いはよくわかりますが、私は、分娩進行は内診、外診をしっかりしてこそ分娩予測できるのだと思っています。責任をもってお産のゴールを示すことは産婦さんの気持ちを支えるために大切です。これからも優しい確実な内診を心掛けたいです。

（加藤江里子）

はじめての分娩介助

私の勤務した病院は、当時、基本的に医師が分娩介助をしていました。「肛門保護」くらいまでは助産師が行いますが、その後は医師にバトンタッチします。ですから、いわゆる「分娩介助」をすることは稀なことでした。

その日は、主任さんと分娩室（ＬＤＲ）の勤務でした。「もしお産あったら、介助する？」と聞かれました。初めてのことで「あぁ。はい」と答えたと思います。「今日は、当直が○先生だし、病棟も落ち着いているし、取りたいでしょう」と続きました。同期も分娩介助をさせてもらったと話していました。でも、やはり不安でした。「二人

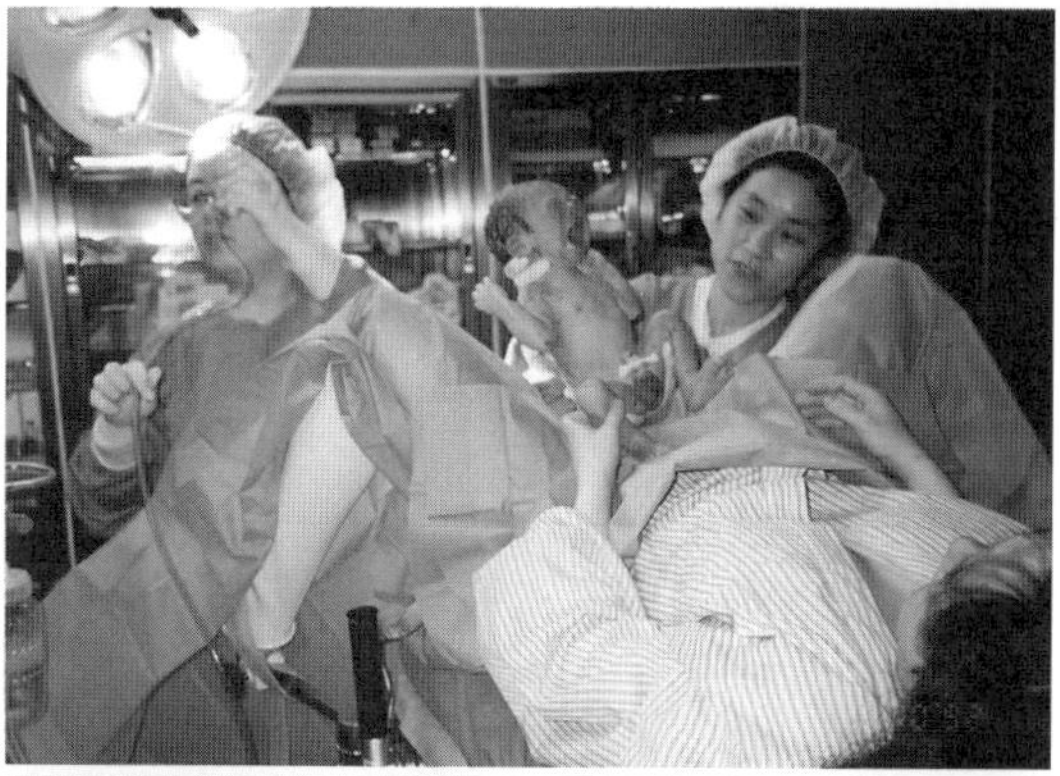

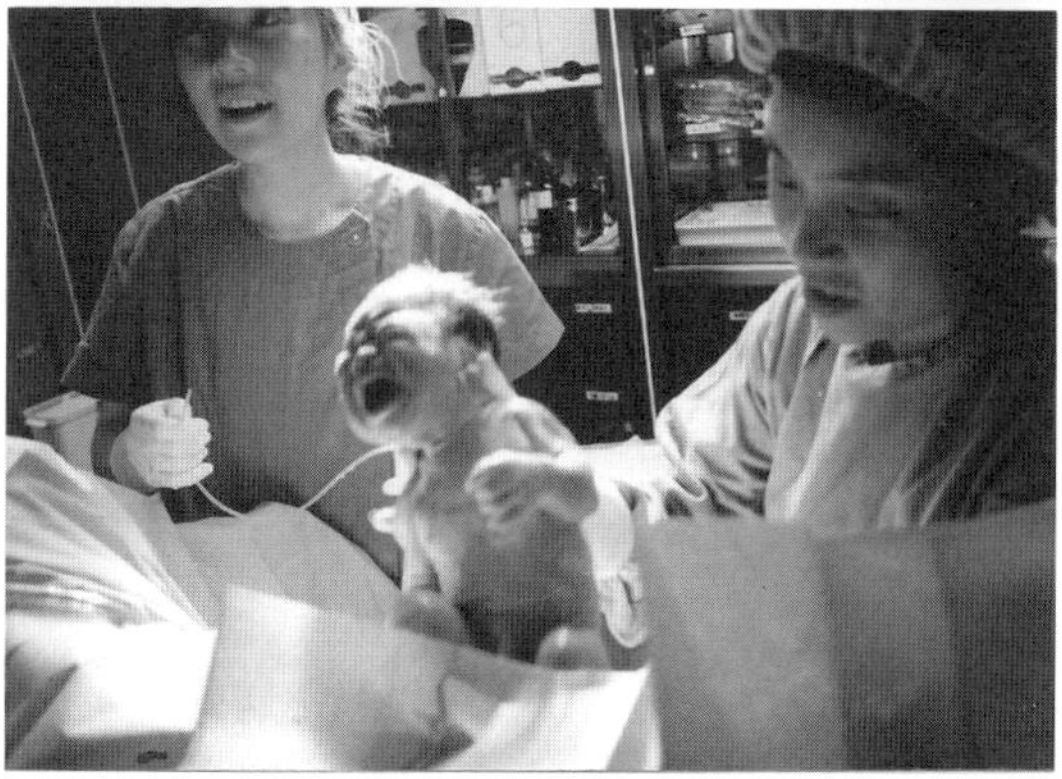

羽織でやるから大丈夫だよ」とも言ってもらえ、心から安心したことを覚えています。

　初産婦さんでした。順調に分娩は進行しました。同時に私の緊張は増して行ったことを覚えています。「足上げのタイミング」の判断まで狂ってしまいそうでした。ＬＤＲなので、分娩室入室の判断ではなく、「足上げ」のタイミングを判断します。

　学生と同じように、二人羽織で分娩介助をしました。頭はスムースに娩出しましたが、肩がなかなか娩出してきません。ドキドキしましたが、くるっと回ってくれました。同時に元気な泣き声。私も泣きそうでした。その後、胎盤も娩出。しかし、会陰裂傷がありました。最後、足を丁寧に出さなかったからではと指摘されました。最後まで気を抜いてはいけないということを改めて感じた分娩介助でした。


（松永佳子）

入職初日の分娩介助

　早いもので、助産師として病院に入職してから、今年で46年目になります。何と言っても忘れられない初めての体験は、入職した日に、看護部長さん、師長さんとの挨拶もそこそこに「今、陣痛室に３人、分娩室に１人お産の方がいらっしゃるので、お産の介助を一緒にしてみましょう」と言われ、初日から４人の分娩に関わったことです。その施設は１か月に１２０件以上の分娩がありました。新人助産師は私一人でしたので、毎日のように分娩があり、６か月後には分娩介助が１００件を超えていました。分娩介助は手洗いから始まり、いろいろな技術の集合です。「習うより慣れろ」という諺があるように、分娩介助は自分が経験を重ねることで身に付きます。また先輩の助産師さんからは熟練した技術と産婦さんへの気配り、思いやり等、助産師魂を教えてもらいました。忙しい毎日でしたが、分娩があると嬉しくてたまりませんでした。今回は分娩介助が旨くできたと思っていると次は反省点が挙がり、階段を一歩ずつ登って行くように少しずつの成長でした。このような過酷な日々があったからこそ、助産師としての土台作りになり、今でも助産師を続けていられるのだと思っています。

（大澤豊子）

経腟分娩への努力

勤務交代前、分娩室から産婦の陣痛を逃す声がもれ聞こえます。産婦は初産婦で子宮口が全開大となったため、分娩室に入室していました。勤務交替時の引き継ぎでは、子宮口が全開大しているものの陣痛間隔が間延びしており、児頭が下がってこないという。児心音は、経過中に1回、遅発一過性徐脈があり、要観察となっていましたが、その後は児心音の低下はありません。担当していた助産師は、「本人は自然に下（経腟）から産みたいと強く望んでいるが、おそらく帝王切開になるだろう」と下（経腟）から産むのを半ば諦めたかような口調で私に伝えました。私たち助産師が簡単に諦めてよいのだろうかと私は疑問を感じつつ、産婦のそばに向かいました。産婦は分娩台で座位となり、陣痛発作が来ると夫の背中にもたれてうなりながら産痛を逃していました。陣痛がおさまると傍に置いてある肩叩き棒で肩を叩く、ゴルフボールで足の裏のマッサージを行う等のセルフケアを行っていました。産婦は、「帝王切開になりたくない、私は下（経腟）から産みたい」と訴え、疲労した険しい表情ではありましたが、何か強い信念みたいなものを感じました。私はその気持ちを受け止め、分娩までそばに寄り添い、適宜体位を変え、足浴を行いながらたわいもない会話をしたことを思い出します。そのときに垣間見た産婦の笑顔、穏やかな表情が忘れられません。その後、分娩となるまでに時間がかかりましたが、産婦は無事に下（経腟）から出産することができました。産婦の喜びに満ちた表情と達成感が伝わり、私自身も無事に出産を終えた安堵感と同時に助産師として業務を遂行した達成感が得られました。

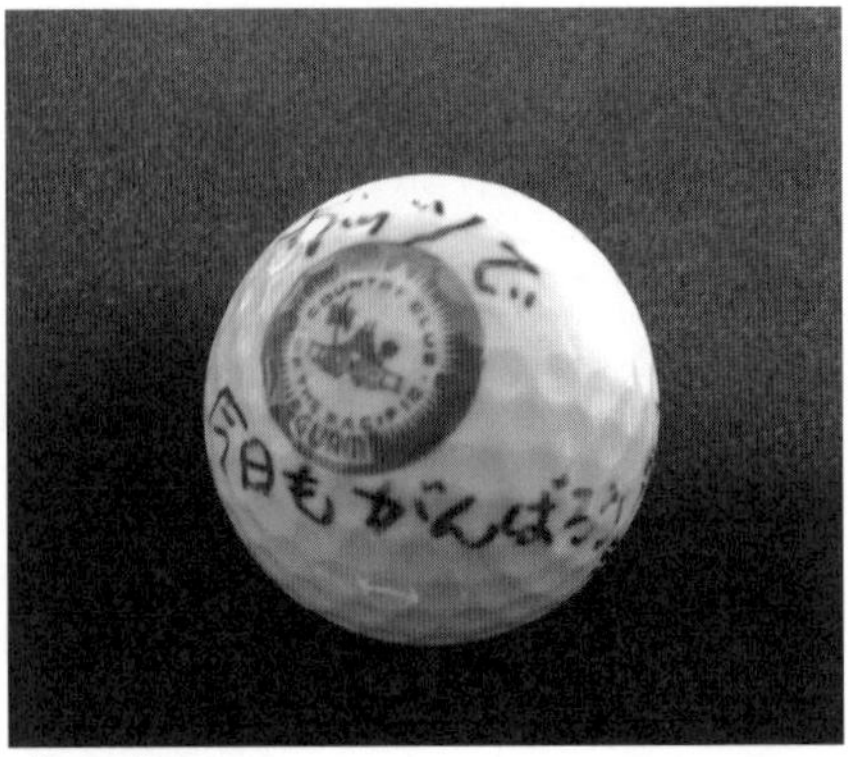

ゴルフボール

　退院時に母子を見送ることはできませんでしたが、翌日出勤すると見覚えのある肩たたき棒とゴルフボールが渡されました。これらの所々に私宛てのメッセージがいくつも書いてあり、そのメッセージをみて助産師冥利に尽きると感じました。20年以上たった今でも「肩たたき棒」と「ゴルフボール」は何にも代えがたい私の宝物です。

（平田礼子）

妹のお産に立ち会って

産婦人科医師として妹の出産に立ち会うことになりました。妹は27歳初産で、同じく産婦人科医です。

妊婦健診も診てきた妹なので、どんなお産になるのか心配でした。

しっかり者の妹はお産も自分で取り上げるのではないかと思えるほど、妊娠中は自立していました。

軽々とした身のこなしで、予定日ぎりぎりまで病院で診察をしていた妹でしたが、陣痛が始まったら、はじめて妊婦の顔になりました。

いつもは自信たっぷりの妹が、不安そうに陣痛を乗り越えようと必死で呼吸をしている姿にいつになく愛しく思えて、どうにかして楽にお産を進めてあげたいと思いました。

私は仮眠も取らずに妹の腰をさすっていました。普段は医師なので全開大して呼ばれてから分娩室に行き、出産を見届けて処置をするのですが、妹のときはおちつきません。分娩第一期は、義弟と交互に腰をさすりながら傍につきっきりで過ごしました。これほど産婦を愛しく思ったことは今までありませんでした。

数時間後に分娩が進行して全開大しました。私は必死で妹も赤ちゃんも無事であることを祈りつつ、分娩を進めました。排臨・発露とすすみ、頭が出て、赤ちゃんの顔をガーゼで拭い、肩を出し、身体が「つるん」とでて、元気な産声を聞きながら、私の興奮は最高に達しました。

大きな感動とともに驚きで声がでませんでした。なんと生まれてきた赤ちゃんは私にそっくりではありませんか。私のＤＮＡを確実に受け継いで生まれてきた姪。これほど自分に似ているとは。そして、その児を自分で取り上げる事が出来た感動は、今までの多くの出産では味わえなかった歓びでした。同時に長い年月の間、私の肩に重くのしかかっていた、「長女なので病院を継がないといけない。そのためには、結婚して出産しなければ……」と、思っていた重責がスーと軽くなっていくのを感じました。「いざとなったら、姪が病院を継いでくれる、私は自由に生きていける……」と。

妹の出産は三重の歓びを私にもたらしてくれました。

それと同時に産婦人科医として、お産に真剣に向き合うことの感動、このような気持ちになるなんて思ってもみませんでした。「今後はすべての出産に妹のお産に関わったときと同じ気持ちで関わろう」と、自分に言い聞かせていました。自分も満足できるし、産婦さんにもいい経験を提供できる、そんなお産を目ざそうと新たな決意をもつことができました。

（産婦人科医　林田綾子）

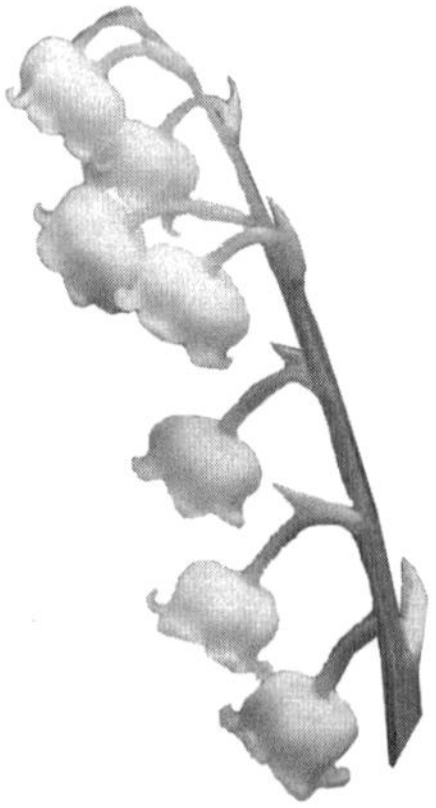

女性を変えた助産師の関わり

私の臨床経験の中で忘れられない分娩があります。

助産師3年目、その日は深夜勤務で、準夜勤務者から産婦は精神疾患があり意思の疎通ができないこと、母親が付きっきりであることが申し送られました。床にひかれたマットレスやシーツは乱れ、必死な形相で腰をさする母親のようすが目に入ってきました。二人に挨拶すると、産婦の母親は険しい顔でこれまでの勤務者に対する不信感を訴えました。また、産婦は陣痛が来るとわずかに「う～」と発するのみで、虚ろな目で魂が抜けているようでした。その場の空気を変えるために、2時間かけて母親を説得して退出してもらい、彼女と二人きりになり、数時間かけて、魂が抜けたかのような彼女に産痛緩和ケアを行いつつ、語り掛け続けました。「赤ちゃんを産むのはあなた自身よ。あなたがしっかりしないとね。あなたなら頑張れるよ。私が支えるから頑張りましょう」ということばに、彼女の表情や目が変わり始め、しばらくすると嘘のように変わって、ごく普通の産婦となり、その後分娩も順調に進行したのです。

幸い彼女の担当医は待ちの姿勢を貫いてくれました。彼女の意思を尊重し、部屋を暗くして静寂の中でのお産となりました。胎児と協同しながらの自然な努責は、どこか神秘的で息をのむようでした。初産婦でしたが会陰裂傷もなく、とてもスムーズなお産でした。立ち合ったものが皆「素敵なお産だった」と口々に彼女に伝え、しばらくは祝福の波でした。その後の彼女は、産み終えた自信に満ち溢れ、母親やスタッフに自分の希望を伝えられるようになりました。分娩の体験は人の人生観まで変えてしまうことになるのです。だからこそ、毎回心を込めて立ち会っていきたいと感じた分娩でした。

（ケニヨン充子）

助産師として再会した看護の受け持ちさん

高校生の頃から助産師になりたいと思っていて看護学校に進学しました。新卒ですぐに助産師学校に進学し、憧れの助産師になり、実習病院の産科病棟に就職したときのことです。当時の国家試験の合格発表は5月で、合格したら、産婦を受け持つことができるシステムでした。待ちに待った国家試験合格の翌日、わくわくしながら初めての産婦さんに挨拶するために部屋をノックしました。産婦さんは1回経産婦さんということでしたが、部屋に入ると、「○○さんですね。助産師合格おめでとうございます。私を覚えていますか」といきなりお祝いのことばをかけられて驚きました。良くみると看護学生時代に4週間受け持たせて頂き、家庭訪問までさせて頂いたAさんだったのです。私の助産師への道を後押ししてくれたAさんでした。まさかの再会で、しかも私の免許皆伝初日に受け持つことになるなんて運命としか思えません。初回の分娩介助であることも忘れて、看護学生時代は産褥の受け持ちしかできませんでしたが、今度は分娩をさせて頂くことになり、有頂天になるほどの驚きと喜びで、とにかく必死で関わりました。経産婦さんということもあり、ノーリスで児の誕生を迎えることができました。この偶然の出会いは、私の助産師のスタートを飾ってくれた出来事として忘れる事が出来ません。今でも時折、「Aさんはどうしていらっしゃるかしら」と、思い出しています。

（花岡美江子）

常位胎盤早期剥離既往の産婦を受け持って

助産師学校を卒業して、大学病院に就職しました。高度医療機関ということもあり、学生時代には経験しなかったハイリスクケースも多く、分娩の受け持ちになるととても緊張しました。3人夜勤のうちの一人が新人の自分であり、深夜勤務の前は、緊張して一睡もできませんでした。

そのようなときに、前回の出産が常位胎盤早期剥離で胎児死亡となり、DICを併発し生命の危機に瀕し、人工呼吸器を装着するような重症でICU管理となった方が2回目の出産で入院されました。当時は、前回帝王切開であっても経腟分娩にトライする時代でした。その産婦さんは、自然陣痛で入院されて、私が夜間の受け持ちになりました。今でもあの日の緊張を覚えています。その産婦さんは、とても不安そうで、身体全体がこわ張っていました。「怖い」と何度も話されていました。私は、その方の不安の軽減というよりは、新人の自分が受け持ちをするのが怖くて、自分の不安のためにベッドサイドを離れることは出来ず、ずっと寄り添って、腰をさすったりしながら産痛緩和に努め、無事に出産に至りました。自分自身は、事故もなく出産になってよかったという思いでいっぱいでした。

そんな私に産婦さんは、「ずっとそばに居てくれて、安心して出産することができた。次回の出産のときもぜひお願いしたい」と言われました。産婦さんのためではなく、自分のためにやっていたのに、産婦さんのことよりも、事故なくという自分の思いが先に立っていたのに、こんなに感謝されてはと、戸惑いもあり、自分のことばかりを考えていたことを振り返ると、恥ずかしくなりました。前回の出産が悲しいものだった方の、新たな生命の誕生に関われて、そしてこんな自分に感謝して下さる、私は、未熟な自分を恥じながらも、助産師の仕事の素晴らしさを心から感じることが出来ました。

35年以上経っても、その産婦さんとその日のことは忘れられません。私の助産師の原点であり、もっと自分を高めていきたいと思い、今日に至っています。

（渡邊淳子）

臍帯脱出に遭遇した体験

忘れられない記憶で、助産師1年目の「臍帯脱出」の体験があります。

その日は、準夜勤で日勤者から申し送りを受け、分娩が進行している方を受け持ちました。申し送りでは、「経産婦、陣痛は弱く、まだ児頭が嵌入していない。羊水が多め」でした。すでに分娩台に上がっていたから、子宮口は6～7㎝くらいは開大していたと思います。経過を見ていると、腹囲がやや大きく、児頭は固定していませんでした。「破水したみたい」と産婦さんが言うので、側臥位から仰臥位になってもらい、パットを見てみるとバシャバシャと羊水の流出がみられました。「これは、まずい」と思い、手袋をはめて内診すると案の定、膣内に臍帯が脱出しているのです。子宮口の開大は、まだ8㎝程。怖かった。内診指はそのままで、左手でナースコールを押して、先輩助産師を呼び、産婦さんに状況を説明しました。極力冷静を装い、「今の破水で、先にへその緒が出てきてしまった。赤ちゃんの頭で圧迫すると血液の流れが悪くなるので、頭を下げますね」などと話しながら、分娩台の頭側を下げて骨盤高位にして、陣痛間欠時に内診指で児頭を押し上げて産道と児頭の間に隙間を作るなどの対応をしました。先輩助産師に状況を説明し、当直医師を呼びました。内診指は外せないので、そのことも産婦さんにはできるだけリラックスしてもらえるように、自分も落ち着かせるために、ゆっくりとした口調で話したと記憶しています。先輩助産師は、胎児心音を確認し、しっかりと聴取できていたが、その間、私の示指、中指には胎児の拍動を感じており、「この命を絶対に助けなければいけない」と、怖いながらも思っていました。そして、この後、緊急帝王切開になるのかもしれないと予測しましたが、経産婦で既に9㎝くらい開大しているので、できるなら「胸膝位に体位変換し、間欠期に臍帯を子宮内に押し込んでみようか」と考えていたところ、医師が到着しました。これほど医師を待つ時間が長く感じたことはありませんでした。

医師が子宮口を用手開大させて、「全開大だからこのまま分娩にする」と言い、怒責してすぐに児は娩出しました。NICUの医師も呼びましたが、児は元気に産声を上げました。

母児ともに問題なく本当に運が良かった。申し送りで「羊水が多め」と聞いたときに、直ぐに破水時の危険性について意識できなかったことを反省しました。もっともっと勉強しなければならないと感じた一例でした。

今思うと、1年目にして我ながら良くできたと思うことは、落ち着いて（いるように見せて）、臍帯に隙間を空けて応援を待てたことです。これは、助産師学生のころから医師とよく話をして、臍帯脱出のときにはどうしたらよいかをイメージトレーニングしていたからでした。まだ経験の無い症例に対しては、症例研究の論文を読んだり、イメージトレーニングすることは欠かせないと感じています。

（加藤江里子）

子宮内反症を経験して

勤務が2年目に入り分娩介助の一人立ちをした頃、子宮内反の症例を経験しました。その産婦さんは受け持ち時の朝に破水にて入院したばかりの初産婦さんでした。陣痛間隔が4～5分、私は分娩は午後になると予測していました。しかし、その1時間半後には「何かが出てきそうな感じがして、陣痛の間隔もすごく短い」と訴え、急いで分娩室へ移動し、初産婦さんとしてはとても急速な分娩となりました。無事に赤ちゃんが生まれ、胎盤も娩出されましたが、その後収縮を診るため子宮底を触ると、違和感があり、更に大量の血液が流れてきました。私は出血を測りに行き、先輩が輪状マッサージを行おうと子宮底を触ろうとしますが、「触れない気がする」と言い、医師がエコーで確認する中、産婦さんはあっという間に顔面蒼白、意識が遠のき、声かけにも反応しなくなりました。すぐに医師、スタッフが分娩室に集まりました。私は目の前で起こっていることが何なのか理解できませんでしたが、ここに立っていてはいけないということは分かりました。私にできるのは記録だと思い、先輩たちみんなが声を上げて動いているのを必死に目で追いかけ記録を行いました。最終的には手術室にて開腹はせず、用手整復にて戻すことができました。

手術室へ移動する際、隅で記録をする私は先輩から「手術室まで手を握って傍にいてあげなさい」と声をかけられ一緒に行ったのを記憶しています。分娩室に戻ると片付けをしなくてはと身体は動いていましたが、やはり頭が整理できず、トイレに駆け込み必死で声を抑えて泣いていました。涙を拭いてトイレから出ると先輩が私を抱き寄せて、「よく頑張ったね」と声をかけてくれたのです。私は一気に涙が溢れ出てしまい、大泣きしてしまいました。私が仕事を始めて、はじめて泣いた日です。新生児室にいた先輩も状況を聞いて、駆け付けて慰めてくれました。

今回久しぶりにこのときのことを振り返り、さらにこれまでの分娩介助のノートからこのときのメモを読んでみました。本当に命の危険を感じ、分娩の恐さを凄く感じた日だったことを思い出しました。先輩たちは私に指導すべきことはたくさんあるにも関わらず、そんな私を優しくフォローしてくれていたことに本当に感謝でいっぱいですし、恵まれた環境で私は助産師として育てられていたことを改めて感じました。

（高橋愛美）

回旋異常は四つん這い

あれは1年目の夜勤帯、ちょうど分娩室勤務を独り立ちして間もない頃でした。

その日受け持った産婦さんは経産婦、前回の分娩所要時間も短い方で陣発で入院されていた方でした。日勤から申し送りを受け、「分娩進行良好」、日付が変わる前にお産になるだろうと予測していました。日付が変わる前でしょうか、陣痛も強くなり、声漏れもあり、内診してみると子宮口も７㎝。児娩出まで時間はかからないだろう、夜間帯でもあるし早めに分娩室に入ろうと判断したわたしはリーダーの先輩に報告し、産婦さんとともに分娩室に入りました。分娩室に入って30分、１時間、児娩出予測時間になっても子宮口は全開せず、児頭は高いまま、それとは対照的に産婦さんは陣痛を猛烈に痛がり、声は病棟中に響き渡るくらいに大きくなるばかりでした。「そのままじゃ産まれないよ、動かしたりしないと」と、見兼ねた先輩が声をかけてくれました。（これを読んでいる皆さんの頭の中に浮かんでいるであろう診断名がその当時のわたしの頭にはありませんでした。）とにかく進行させるためには児頭を降ろさないと、と分娩室内で立位をとったり、アクティブチェアに座ったりとケアを行いました。それから30分が経ち、１時間経つか経たないかの頃だったと思います。もうどうしたらいいのか混乱し、お手上げ状態だったわたしに先輩が「ちょっと休憩しておいで、見ててあげるから」と声をかけてくれました。たったの30分ほどだったと思います。少しの水分補給とエネルギーチャージを終えて分娩室に戻ったわたしは先輩から「もう生まれるよ」と声をかけられました。この30分になにがあったのか、ただただ先輩の魔法に驚いたのを覚えています。その後、あれよあれよと順調に進行し、問題なく児は元気な産声を上げ、分娩は終了しました。

夜勤が終わり、振り返りの中で回旋異常であったこと、先輩の魔法は四つん這いのケアであったことがわかりました。今思えば、内診のときに回旋は見なかったのか、異常な陣痛の痛がり方、児頭の下降不良等々、回旋異常というのはパッと浮かぶ診断です。しかし、当時のわたしは「経産婦7～8㎝＝分娩室入室」だけでした。勉強不足もありますね。この経験からいつも頭には回旋異常があります。「回旋異常のときは四つん這い」もわたしの中での第一選択ケアになりました。

（杜　稀衣）

肩甲難産

産婦人科医になって2年目の頃。4000g位の児を以前分娩したことがある糖尿病の家系の経産婦がいました。当時は、超音波は普及しておらず、児体重は子宮底長で推定しておりました。産婦さんは、予定日超過のために誘導分娩になり、経産婦にしては、少し分娩進行が遅いなあという印象はありました。陣痛誘発によりしだいに頭が降りてきて、児頭は娩出しましたが、後続の肩が5分、10分と経過してもびくともせず娩出出来ません。あわてて上司に手伝ってもらって経腟的に娩出できました。生まれてみると何と5300gもあり出難かった訳です。

もう一例はまったくの未受診の妊娠末期の3回経産婦さんでした。陣痛発来で飛び込んで来た方です。前の二回は3800gから4100g前後の児を出産したことがありました。超音波による児推定体重は3800gでした。児頭はゆっくり下降しましたが、娩出したものの肩甲娩出困難でした。これも児体重は、5100gありました。この患者の子宮底長は40㎝もありました。この二例から、①肩甲難産は正確な診断は困難である、②一回のみの超音波による児体重推定での分娩予測は困難である、③児体重は児が小さいときには比較的正確に推定出来るが、児が大きくなればなるほど推定体重の誤差が大きくなる、と言う教訓を得ました。

（産婦人科医　堂地　勉）

はじめての麻酔分娩

はじめて麻酔分娩を経験したのは、娘の初回出産のときでした。入院したとの連絡を受け、分娩進行を時折、電話で問い合わせていました。主治医は研修医時代に一緒に働いていた同僚で、担当助産師は私の教え子。何回目かの電話で主治医から「とても痛がっているので、８㎝位になったら硬膜外麻酔を入れてあげようと思っている」といわれ、「麻酔分娩か」と思ったのですが、よろしくお願いしますとしかいえませんでした。

数時間後に「お嬢さんとても頑張っていますよ……今からお産になるところです」とのこと。側臥位分娩で娘の夫が足持ちして会陰切開なしで無事に生まれ、娘に聞くと「もうこれ以上は頑張れない、もう駄目だ……と思ったときに麻酔をしてもらい、全身の力が抜けて楽に赤ちゃんが生まれた」と、明るい言葉。足持ちした息子も「サザエ貝が爪楊枝でぐるっと回って出てくるように、赤ちゃんがぐるっと回りながら出てきた」と、我が子の出産に立ち会った感想を話してくれました。娘たちの出産は二人にとって素晴らしい出来事になったのです。この経験から麻酔分娩も和痛ならいいかもなーと思えるようになりました。

はじめての自宅出産

2002年開業助産院で働き始めて2年目の元旦のことです。産後のお母さんとおせちを頂きのんびりしていると、自宅出産希望の経産婦さんから陣発の電話が入りました。自宅出産は経過が早いため、陣痛の状態にかかわらず第一報で自宅に向かいます。蘇生道具入りのリュックを助産師Hさんが、分娩セットなどの大きなバッグを私が持ってタクシーに飛び乗り15分、住宅街の一軒家に到着。事前訪問済みなので、ピンポンだけ押して部屋まで上がります。お布団の上で痛みを逃し、夫が腰をさすってくれていました。分娩の準備！と思いきや、3歳になるはっちゃんが、「私のキッチンみて！私の写真見て！」と、小さい手でひっぱります。木で作られた精巧な小さなキッチン。素敵～！！次に、はっちゃんがめくってくれた大きなアルバムは、写真家の宮崎雅子さんによる「はっちゃんの誕生の写真」。はっと気が付くと、ふーうん！といきみがぁ！Hさんと交代して、数回のいきみでピンクのきれいな男の子が生まれました。

数時間後、近所の人に家族誕生を説明しながらいつまでも手を振って見送ってくれたはっちゃんとお父さんの姿、これを守らなくちゃ！助産師の原点です。

（松﨑政代）

ひと息みで出産　超ー安産ではあるけれど

「安産」過ぎるお産もあります。よく自宅や救急車の中で産まれた話や陣痛室での出産、分娩台に乗ったとたんに生まれた話をききますが、自分がそんなお産に出会うとは思ってもいませんでした。

ある日の夜勤帯のことです。久しぶりに陣発している産婦がいない夜で、病棟内は落ち着いて静かでした。「朝までこのまま過ぎてほしいな〜」なんて思いながら、夜間業務が落ち着いた病棟は静かでした。深夜3時過ぎ。静粛な空間に突然のナースコールで一瞬にして緊張感が走りました。管理入院をしている妊婦さんの病室からです。「ん?点滴のアラームは聞こえないし…、何だろう?」と、顔を見合わせて、妊婦担当の助産師のMさんがコールされた部屋に走りました。Mさんはすぐさま慌てて出てきて、「早く早く!タオルとコッヘルを持ってきて!生まれそう!」と言い、部屋に戻っていきました。「あの部屋で生まれる?分娩?ありえない」と半信半疑で部屋に入ると、切迫早産で入院していたAさんがベッドの上で息んでおり、今にも生まれそうです。慌てて体位を整えているうちに、みるみるお産が進んでそのまま赤ちゃんは出てきてしまいました。Mさんが児の顔を拭き、刺激すると児は深夜の病棟中に響きわたる元気な産声をあげました。赤ちゃんをタオルにくるんで新生児室に移動して、直ぐにクベースにいれ、お母さんは分娩室へ車椅子で移動してそこで胎盤を出しました。幸いにも出血はほとんどなく、裂傷もありません。軽い息みでツルンと出てきたお産だったようです。児は体重が2300gで小さめですが、特別な異常はなく一日保育器で観察して、コットに出ることができました。

自宅で出産して救急車で搬送されてきた産婦さんや赤ちゃん、未受診の飛び込み分娩で入院と同時に出産した事例などさまざまな産婦をみてきましたが、切迫早産のため入院中の妊婦が何の予兆もなくいきなり出産した事例ははじめてでした。病棟でこのようなことが起こるとは想像さえしていませんでした。静かに朝を迎えるはずの夜勤帯は、一瞬にして緊急事態に変わり、初心者の私は頭の中が真っ白で、何が何だかわからないままに、リーダーさんの指示で言われるままに動いていたように思います。

（志村智絵）

いのちをみつめて一年

ちょうど1年前、死産の産婦さんと関わりました。入院してきたときのお腹の赤ちゃんは元気で、日勤から子宮口開大は４㎝と送られました。その日はとても忙しくて、すでに三人が陣痛開始で入院しており、その方のお産が3番目になりそうだったのを今も覚えています。二人が産まれ、「次はパパとママになる番ね」と、声をかけたところ、嬉しそうな二人の笑顔がそこにはありました。その方は、歩いたり座ったり、本当によく頑張るママで、こちらも心から応援したくなるような理想的なご夫妻でした。

それから、どれくらい経過をみたか……、「出血があった」と、コールがあり、よく見うけるおしるし程度の出血……。児心音を確認しても問題なし。子宮口は6㎝と開大。「がんばったわね。順調に進んでますよ」などと伝え、次のお産の準備や前のお産の産後ケアを行い、再度訪室すると、先ほどとは違う表情で座っている産婦さん。嫌な予感がして急いで児心音を確認しましたが、聴取できず……。スタッフと医師を呼び、そこからすぐに帝王切開となりました。しかし、間に合わず……、死産でした。搬送先の病院に医師と共に付いて行く途中、無意識に母親の手を握っていましたが、ママは一度、私の顔を見てすぐ他の方を向いてしまいました。パパは、廊下でママの状況を待っていたのですが、悔しくて泣いている私の顔を見るなり、私の頭を「ぽんぽん」と二回軽くたたくと、無言でママのところに向かっていきました。

その後、何回かグリーフケアやカルテ開示、説明などで何度もご家族が訪れましたが、面と向かって私と会うことは今もできていません。

他の助産師さんから見れば、「なんでこんな対応したんだろうね」と、思う方もいらっしゃるかもしれませんが……。私も、後悔と懺悔で一杯でした。他の助産師さんなら違う結果が出たのではないかとか……。しかし、どう悔やんでも、反省しても、泣いてもゼロにすることはできませんでした。

そのような生活をしながら1年が経ち、私は助産師という仕事を今でも続けています。このような体験をするご家族、助産師が一人でも少なくなるように祈りながら、免許がある限り助産師として働いていこうと決めました。

（加藤理恵）

心音が聞こえないーどうしよう!!

計画分娩のために前日から入院していたKさん。深夜勤務の私は、早朝六時過ぎに、Kさんの心音を聴取するために訪室しました。特に何の訴えもなく、「夜間はよく眠れました」とのことで、いつものようにドップラを当てたところ、ザー、ザーという音だけで、いつもの「トン、トン、トン」というリズミカルな心音が聞き取れません。「心音の聴取部位が違うのかな」と、改めてレオポルド触診を行い、確実に児背にあたる部分にプローブを置いて聞いても心音は聴こえません。全身から血の気が引いていくのがわかりました。すぐに先輩助産師を呼んで確認してもらいましたが聞こえず、ドクターコールをして、超音波で確認しましたが心拍は見えませんでした。前勤務帯でも児心音聴取は行われており、異常ないという申し送りで、その後の訪室時にはKさんはぐっすり眠っていて、特別な訴えは無かったのです。朝方になり、定時の時間にいつものように数名の妊婦さんのバイタル測定、児心音聴取を行っているときで、まさかの事態にどうしてよいのか頭の中が真っ白になり、数分の出来事でしたが、後から思い返すと心音がとれないという事態を認識し受け入れるまでに30分以上は過ぎていたように思います。精査の結果、医師から「子宮内胎児死亡」と診断され、分娩の準備が進められました。はじめてこのような事態に遭遇して、その後どのような対応をしたのかがほとんど記憶にありません。一緒に勤務をしていた先輩助産師とリフレクションを行い、振り返った記憶はあるのですが、自分が妊婦さんにはどんな声をかけたのか、まったく覚えていませんでした。

助産師にとって母と子の二つの命を預かっていることの責任の重さをこれほど感じたことはありません。その後しばらくは妊婦さんが入院していると、陣痛が来ていない状況であっても、母親が特別の訴えをしないときでも「赤ちゃんは大丈夫かな」という思いが、いつも頭のどこかにあり、必要以上に児心音チェックをしていた記憶があります。産科は正常と異常が紙一重の現場です。幅広い経験を積み、常に予測した行動がとれる助産師を目指していきたいと思っています。

（志村智絵）

胎児死亡した母児への支援

「陣痛なのかがよくわからない腹痛がある」と訴え、入院した1経産のAさん。表情がさえず、顔色が異常に青白い。産婦の腹部は異常に硬く、児心音がとれません。直ちに医師に報告し、超音波検査の画像から胎児死亡と常位胎盤早期剥離が診断され、緊急帝王切開になりました。本人も何があったか受け止められない状況の中、手術室に運ばれ、手術後数分で児は娩出されました。アプガースコア0点、児の産声は聞かれません。私は児を受け取ると、素早く水分を拭いバスタオルでくるみ、麻酔でぼんやりしたAさんに声をかけ、一時対面させ、手術室をあとにしました。子どもが死産となったことを受け止める間もなく、いきなり帝王切開手術となったAさんの気持ちはいかばかりのものであるのか。Aさんの気持ちを汲むことは大切であり、Aさんが死産を受容するようにはたらきかけることが助産師としてのやるべきことだと強く感じました。

病棟へ戻ると私は児のエンジェルケアを行い、身形を整えました。Aさんが手術室から帰室後、容体が安定したところで訪室し、そこには駆けつけた夫もいて、児と面会するか否かを夫婦に確認して面会を行いました。Aさんのベッドに児を顔がみえるように寝かせ対面すると、Aさんは「○○ちゃん、お母さんですよ」とやさしく呼びかけて、涙ぐみました。私は児へのことばかけや母子の姿に涙をこらえるのが必死でしたが、不覚にも涙が自ずと流れてしまい、部屋をでたら一気に涙が溢れてしまいました。Aさん本人と家族の意向もあり、児を一晩だけ母のもとで一緒に過ごせるようにしました。

術後の経過はその後順調に進み、Aさんは、今回の妊娠経過や入院時のことを振り返り、語ってくれました。私は返す言葉もなく、その語りを聴く事しか出来ませんでしたが、妊娠中の思い出を話すAさんはどこか楽しそうに見え、語ることで気持ちを整理しつつあることが伺えました。「もうすぐゴールデンウィークになるので、家族で角館に桜を見に行きます。上の子もいるし、悲しんでいても〇〇ちゃんが可哀そうだから……次にまた、頑張ればいいので。いろいろやってくれてありがとう。ここまでされると訴えられないですよね。冗談ですよ。冗談」と私に向かってAさんが話した言葉を今でも忘れられません。助産師として行ったケアをAさんが認めてくださったこと、そして何よりもAさんの前を向いた言葉を聞く事ができたことがとても嬉しかった出来事でした。

（平田礼子）

私は素敵な助産師!!

２０１９年12月27日は忘れられない日になりました。28歳で教員になって以来、分娩介助は常に学生の手の上からするものでした。幾度となく「学生の手を払いのけたい」という衝動に駆られながらも、じっと我慢して学生が落ち着いて分娩介助ができるようにサポートすることに徹してきました。分娩室の中では指導助産師がいるので、学生に言いたいことも抑えて、助産師さんに委ねていました。

その日、外勤先の病院に着くと、全開大の初産婦さんがいるとのこと、分娩室に入ると院長から「先生、手袋する?」と声をかけられ、「はい」と自然に声が出て、排臨状態からバトンタッチして、いつもは学生にさせていることを自分ながらいとも容易くできました。「すごーい、私もまだ助産師できるじゃない。なんて上手なの!」と自分を心でほめながら産婦には満面の笑顔で、「おめでとうございます」と言っていました。この日は、続けて誘発する経産婦さんを受け持ち、12時過ぎに全開大して、産まれました。陣痛の合間に出した産婦へのメッセージはリラックスと暗示。声かけが如何に大切なことか分かります。目をつむっているので、意識が無いのではと思われる状況でしたが、暗黙のなかで、私の声に反応して頷く産婦、信頼関係は僅かな時間で築けるものです。児頭が出て、次いで肩が出たとき、呼吸させながら「力を抜いてね。今から赤ちゃんが『ツルン』と出るからとても気持ちいいよ…」というと、産婦さんは素直に力を抜き、本当にツルンと生まれ、オギャーと第一声の産声。胎盤が出るときも、「力を抜いてね、今から胎盤が出るけど、ツルンと出る感覚を味わってね。とても気持ちいいから」と、オーガズミック出産を体験して頂きたいと思いつつ、声をかけました。無事にお産は終わり、3人目で迎えたはじめての男の子に立ち会った夫と共に大満足の二人。私の満足感も大きなものでした。

バースレビューは分娩台の上で。「どうでしたか?」と、聞くと、「ありがとうございます。とても気持ち良かったです」と大きな目を開いてほほ笑む産婦さん。「さっきは目が見えなかったけど、あなたの瞳はとても大きくて素敵な目だったのね」と軽いジョークをいい、「あなたの息み方がとても上手だったので、会陰も切れずとてもきれいなお産でしたよ…」と、笑顔でねぎらいのことばを伝えて終わりました。

「ああー、私はやっぱり助産師なんだな…。助産師ってなんて素敵な仕事なんだろう。やはり、お産に立ち会うことは助産師の真髄なんだな」と久しぶりの直接介助に満足できた一日でした。

幽体離脱：命の復活

初産婦、Bさん。骨盤位のため、予定帝王切開でした。腰の病気があり、全身麻酔の予定でした。しかし、喫煙本数一日20本のBさんは、手術直前に、最後のたばこ1本を楽しみ手術に臨みました。

気管内挿管がBさんの喉頭痙攣により、麻酔医師が出来ず、SPO_2は測定出来ず、大人のはじめて見る全身チアノーゼの色に、私は足が震えました。手術室から、「コードA」が全館放送され、院長含めた他の産科医師も駆けつけました。時間は3分とわずかだったのですが、とても長く感じました。執刀医師が、気管切開をBさんに実施し、全身の色が戻り$SPO_2$95以上でした。

その後、帝王切開はスムーズに経過し、新生児が3030g、女児、アプガースコア1分後8点、5分後9点でした。新生児にその他の異常も観察されませんでした。

Bさんは帝王切開術が終了し、形成外科を有する大学病院に搬送されました。

産褥3日目、Bさんは大学病院より帰院しました。私が病棟の受け持ちでした。Bさんから「濱嵜さん、私は手術室で私の身体を上から見ていました。医師と濱嵜さんが見えました。幽体離脱していたのだと思います。この傷が出来たけど、本当に助かって良かったです。たばこは、今後は辞めようと思います」と出産体験を振り返られました。

Bさんと新生児は、順調な経過を辿り9日目に退院されました。

一か月健診に、BさんとB児が来院されました。スカーフで隠された気管切開の後とB児を病棟に見せに来てくださいました。形成外科での縫合のためか、とても綺麗な傷でした。「たばこもやっと辞められました」と微笑まれました。私も、一安心しました。

（幽体離脱：肉体から、心・意識が抜け出す心霊現象）

（濱嵜真由美）

骨盤位で帝王切開のつもりが

骨盤位の場合は、帝王切開をするのが、ガイドラインでも推奨されています。妊娠中期から28週位までは約30％、29週から32週で約15％、32週以降は6～7％程度に骨盤位が見られ、分娩時期が近づくにつれて頭位に落ち着いてくる場合が多いことが知られています。妊娠37週での骨盤位の頻度は3％位と言われて、この時点で骨盤位ならそれ以降は骨盤位であることが通常であり、38週台で選択的帝切をしていました。A子さんは骨盤位のために帝王切開目的で入院した20代の初産婦さんです。37週3日の妊婦健診での超音波で骨盤位が確認されていました。ところが、38週4日で帝切をしたら何と頭位になっていたのです。主治医は入院してから手術までの間に超音波で胎位を確認していなかったのでしょう。頭位なら帝切をする必要がなかった訳です。主治医は自分の不注意と確認不足にしばらくは自信喪失してしょげていました。

妊娠37週以降であっても胎位は変化することがあり、手術台の上で最終チェックをして頭位になっており、手術を取りやめた経験もあります。骨盤位だけの適応で帝切する場合には、手術直前（正確には麻酔直前）に超音波や内診で胎位を確認することが重要であると同時に、37週台で頭位であってもそれ以降に骨盤位になることもあるかも知れません。陣痛開始時の内診では必ず胎位を確かめることが重要です。

（産婦人科医　堂地　勉）

リトドリンのはじめての副作用

塩酸リトドリン（ウテメリン、子宮収縮抑制剤）は、切迫早産の治療薬として日本では第一選択になっています。Aさんは切迫早産のために妊娠28週から2か月間の長期にわたってリトドリン点滴を続けて無事36週まで妊娠が延長出来ました。ところが、リトドリンの点滴が外れてから自力で歩くことが難しいという訴えがありました。主治医団の見解は長期臥床による筋力の低下が歩行困難の原因であり、時間が経てば治るというものでした。分娩は経腟的にスムーズに進みましたが、歩行困難は分娩後も退院後もまったく軽快せず車イスでの生活を余儀なくされました。とうとう患者さんは産婦人科医には無断で自分自身の判断で整形外科を受診しました。そこでの診断結果は、「リトドリンの副作用による横紋筋融解症」と言うもので、一生治らない病気だったのです。

私たちは、リトドリンを頻用するために、副作用である顆粒球減少、頻脈、動悸、肝機能異常、肺水腫、一過性高血糖などは良く知っていますが、横紋筋融解症も稀とは言えあり得ることを知っておく必要があります。リトドリンを漫然と投与しないことが肝要であり、筋痛などの副作用の有無や血清クレアチニンホスホキナーゼ（ＣＫ）上昇の有無などをチェックする必要があります。

現在、切迫早産に対してリトドリンの持続点滴で長期安静臥床を行っているのは、世界では日本だけだと言うことらしく、東北大学の研究で、リトドリンは48時間までの妊娠延長効果しかなく、新生児の予後からみても使用群と非使用群でまったく差がないということです。

（産婦人科医　堂地　勉）

突然の胸内苦悶とＤＩＣ：羊水塞栓症

30年位前の症例です。40歳目前の予定日超過の経産婦さんでした。高血圧はありませんでした。連休明けの誘導分娩目的で入院しました。腹緊は頻繁にありましたが陣痛には至っていませんでした。入院翌日、突然の呼吸困難（胸内苦悶）、チアノーゼ、血圧低下などのショック症状で倒れこみました。ナースコールで患者のもとに駆け付けました。母体は意識が低下しショック状態で口から泡を吹き呼吸停止寸前でした。ドップラーで児心音を聞きますと、私の心臓も止まりそうな高度徐脈でした。緊急帝切を決定し手術室と連絡を取りました。帝切の母体適応はショック状態（原因不明）でした。患者の状態や子宮の触診から前置胎盤、胎盤早期剥離ではないことはすぐわかりました。子癇や癲癇も否定出来ました。胎児適応は高度徐脈、当時の用語では胎児仮死でした。母児を救命する目的で、帝切決定後20分で全身麻酔導入と同時に帝切しました。児は仮死状態で生まれ麻酔医や小児科医の懸命の蘇生で救命出来ました。母体は、児娩出直後から帝切切開創や胎盤剥離面からの出血がどす黒くサラサラになり止血困難になっていました。母体ショックの治療中の麻酔医から全身麻酔のバッグを押しても肺が膨らみ難いと言われ、これはただ事ではないと思いました。今考えると、「急性肺性心」だったと思います。術野は、輸血しても血は止まらず、切開創を縫合しても縫合しても針孔から血が滲み出てきました。子宮収縮剤の母体や子宮筋への投与、子宮マッサージでも子宮収縮は不良でした。止血し難いおびただしい量の出血を認め、完全なＤＩＣでした。大量の保存血を輸血しましたが、ＤＩＣは収まらず保存血は底をつき、ついには医学生、見舞客、市民にも呼びかけて生血の輸血を行いました。先輩からＤＩＣ時には子宮全摘は避けるべきと教えられていましたから子宮摘出は腟上部切断術に留め、出血はじわじわ滲み出ていましたが腹腔内にドレーンを何本か挿入し閉腹しＩＣＵにＤＩＣとショックの治療を委ねました。ドレーンからの出血量を含め術中からの総出血量は2万５０００ＣＣにも上りました。これに見合う血液を必死でかき集め輸血を行いＩＣＵでの懸命の治療により、母体からの出血はついに止まり救命出来ました。ＤＩＣ回復までに2日は要したと思います。当時の西日本新聞に「お母さん、頑張れ」という見出しの記事が載りました。献血を広く呼び掛けたのが新聞社にも届いたのだと思います。

本症例は当時としては珍しい「羊水が母体血中に流入して起こる羊水塞栓症」だったと確信

しています。典型的な羊水塞栓症は分娩中あるいは分娩直後に起こります。故に、発症時期も珍しいと言えます。全身麻酔（人工換気が可能）での超緊急帝切、血液が手に入りやすい大学病院での発生、ＩＣＵスタッフの懸命の努力により救命出来たと思っています。現在、羊水塞栓症は母体血の亜鉛コプロポルフィリンやシアリンを証明することで診断可能になりました。しかし、医学が進歩した現在でも羊水塞栓症の致死率は40～80％です。30年前の医療で良く救命出来たなあと思っています。

（産婦人科医　堂地　勉）

突然の胸内苦悶：肺塞栓症

選択的帝王切開術後の経産婦さんです。帝切後はまったく順調でした。ところが、術後３日目の初回歩行時（起床時）に突然の呼吸困難、胸内苦悶、顔面蒼白（チアノーゼ）、血圧低下などのショック症状でベッド下に倒れました。麻酔を４年経験し蘇生のＡＢＣを熟知している産科医がたまたまその場に居合わせ、口から泡を吹き呼吸不全の所見を認めたために即気管挿管して人工換気をして蘇生してくれました。抗ショック療法を施しバイタルが少し落ち着いた後、心不全の原因検索で循環器内科受診。内科でも確定診断がつかず、頭か心臓が原因だろうとのコメントでした。当時はD-dimerの検査などはありませんでした。その場にいた医師の一人がこの症例と似た症状で死亡に至った例を経験したことがあり、それは肺塞栓症でしたとポツリと言いました。呼吸不全が先に起こったことや中心静脈圧が高かったことより肺の検査をしました。状態が少し落ち着いたのを見計らって肺シンチグラフィー施行。その結果、下肢の深部静脈血栓症（ＤＶＴ）の血栓が血流に乗って肺動脈を塞ぐ肺（血栓）塞栓症（ＰＥ）と診断出来ました。その後、抗凝固療法で肺塞栓の治療をして無事救命することが出来ました。この症例はＤＩＣにはなりませんでした。ここが羊水塞栓症とは違う点だと思います。昭和50年代に起きた当時としては非常に珍しい肺塞栓症でした（和文で症例報告しました）。現在では、ＤＶＴとＰＥは一連の病態であることから静脈血栓塞栓症（ＶＴＥ）と総称されます。肺塞栓症はエコノミークラス症候群としても知られています。欧米では昔から一般人の死因の大きな原因を占める重大な疾患として認識されていました。本邦でも最近では日常診療で遭遇する機会が増えています。

本邦の妊産婦死亡数は減少しており日本全体で年に30人前後です。減少して来た原因としては妊娠高血圧症候群や分娩後出血による死亡数が減少したことによります。その一方で、羊水塞栓症や肺塞栓症などの産科的塞栓症が大きな位置を占めるようになっています。肺塞栓症の増加は、食生活の欧米化などが関連しているものと思われます。しかし、考え方によっては、妊産婦死亡数30人前後という数値は決して少なくないと言えます。私たち産科に携わる者は、さらに努力する必要があると思います。

（産婦人科医　堂地　勉）

前置胎盤に経腟超音波検査は注意

経腟超音波断層法が普及しはじめて来た頃のことです。主治医が妊娠満期の患者さんに経腟超音波プローベを漫然と、盲目的に、粗暴に腟内に挿入して大量の性器出血を起こし緊急で帝王切開を行った症例が2例ありました。結果的に2例とも全前置胎盤の症例でした。主治医が経腟超音波を施行する前に前もって前置胎盤の症例であるということを知っていたかどうかはわかりません。

産婦人科ガイドラインには、前置胎盤の診断は妊娠31週末までに経腟的に行う、さらに経腹超音波に比較して経腟超音波の精度は有意に高いと記載されています。しかし、粗暴かつ盲目的なプローベの腟内挿入は慎むべきである、という教訓をもらった症例でした。胎盤の付着部位くらいは念頭に入れてやさしく経腟超音波検査をすることが重要です。このことは、陣痛誘発目的で行われる卵膜用手剥離術も慎重にするべきと言うことを示唆しています。しかし現在の妊婦健診では、妊婦さんにルーチンに超音波検査を行いますからあらかじめ前置胎盤の有無はわかっているためにこのようなことは起こらないと思います。

（産婦人科医　堂地　勉）

子宮内外同時妊娠

妊娠初期で子宮内に胎嚢、胎児心拍が確認出来れば、「おめでとうございます。子宮内の妊娠ですよ」、と妊婦さんに説明することが多いです。ところが、子宮内に胎嚢が確認されても、異所性妊娠は否定出来ないことがあります。子宮内外同時妊娠を経験したことがあります（自然妊娠での頻度は0.003%）。この妊婦は、子宮内と卵管の両方に胎嚢と胎児心拍が認められ、卵管破裂・腹腔内出血を未然に防ぐためにすぐに卵管部の妊娠の摘出手術を行い、子宮内妊娠は無事に継続出来ました。

もう一例は体外受精胚移植での妊娠例でした。子宮内に胎嚢、胎児心拍を確認し、責任が果たせたなあと思っていました。ところがある日突然、腹腔内の大量出血でショック状態に陥り救急車で搬送されました。緊急手術施行しました。卵管妊娠の破裂でした。ところが、出血性ショックで子宮内の胎児まで流産してしまいました。この症例は、体外受精胚移植による内外同時妊娠でした。内外同時妊娠は排卵誘発剤使用で0.3%、体外受精胚移植になると1~3%とさらに高くなります（以前に複数胚移植していた時代の出来事です）。後者の症例は一人で3回異所性妊娠を経験した妊婦さんでもありました。卵管が閉塞している状態や結紮された状態でも体外受精胚移植では、卵管間質部妊娠や子宮角部妊娠などの異所性妊娠があり得ることを教えてくれた貴重な症例でした（英文で症例報告しました）。

（産婦人科医　堂地　勉）

胎児に指を吸われたお話

28歳の初産婦さんの分娩進行中のことです。子宮口8㎝開大、3～4分ごとの陣痛がきていました。既に破水しており、そろそろ全開大かな、と思いつつ、分娩経過を知るために内診を行いました。いつも通りに先進部を確認してみると子宮口は全開大しています。通常は平らで硬い頭部が触れるはずですが、何か違います。指先に触れるのは、ごつごつした凹凸で、これまでに触れたことのない異様な感覚です。「無脳児」が頭をよぎりました。全身の感覚を指先に集中させて、触れる範囲を広範囲に静かに探っていると、人差し指が穴に吸い込まれ、何か動いています。何と、胎児の口腔に指がはいっており、吸綴されたのでした。「顔位だ！」と一瞬、驚きで指を抜いてしまいました。一呼吸して冷静になり、再度、内診して前方の恥骨側を詳しく触れてみると、どうやら頤部前方の顔位であると診断できました。これまで、顔位の経験はありませんでしたが、骨盤滑部まで下降しているので、このまま分娩を進行するしかありません。全開大しているので、そのままいきませて進行しました。やがて、右口角が陰裂間にみえ、口、鼻、目、眉間、前頭、頭頂、後頭の順で児頭が娩出し、それに続いて躯幹が出てきました。娩出された児は、口角、頬、目に産瘤が生じて内出血しており、産道を必死で出てきたことを物語っていました。幸い、アプガーの点数は良く、元気に産声をあげました。母親には顔位の時の産瘤について丁寧に説明し、児と対面させました。2日目には浮腫も軽減し、内出血も引いてかわいい赤ちゃんになりました。

顔位は全分娩の約0．1％といわれており、私は産婦人科医として多くの分娩に立ち会っていますが、顔位の経験は3件です。診断を確実にして、顔位の第三回旋の対応を考慮すればあわてる事はありません。ただし、後方顔位の場合は分娩停止するので、帝王切開の準備が必要です。

（産婦人科医　木村好秀）

人工破膜は慎重に

実習病院からの電話にいやな予感がして応答すると、病院に急いで来てくれとのことであった。あわてて行ってみると、学生が受け持っていた事例が頭位で臍帯脱出したとのことです。30歳の経産婦さんであり、ほぼ全開大した時点で、破膜すれば分娩進行が進むと予測した指導助産師が人工破膜をした後の出来事でした。緊急帝王切開の準備をして手術室に搬送している途中で、幸いにも分娩が速やかに進行して手術室で仮死もなく娩出しました。臍帯は80㎝もあり、胎児が2800gと小さかったための出来事だと思われました。人工破膜をする場合は、先進部が完全に固定していることを確認することは基本であり、児頭と骨盤との間に隙間があると、破膜して羊水が勢いよく流出するときに臍帯まで出てくるので注意しないといけません。破膜する前に腟鏡診で前羊水を観察し、臍帯が先進していないことを確認し、また、前置血管で卵膜に血管が走行している場合もあるので注意が必要です。

（産婦人科医　木村好秀）

消えた赤ちゃん

新生児室の回診をしていたときのことです。保育器の中で高ビリルビン血症のため光線療法をしている赤ちゃんがいました。一廻りして保育器の前にくると、先ほどまで保育器内にいたはずの赤ちゃんがいません。「赤ちゃんがいないよ」というと、助産師達は「そんなはずないです、まだ出していませんよ」という。「赤ちゃん盗難では?だれかそれらしい人は来なかったか?」などと、みんなで手分けして周りを探しまわりましたが、どこにもいません。再度、保育器のところをみると、驚いたことに、赤ちゃんは泣きもせずに保育器の下の床にいたのです。慌てて拾い上げ保育器に戻し、新生児科の先生に全身検査をしていただきましたが、特別な異常はないとのことでした。保育器の窓がパチンと止めるタイプであり、赤ちゃんは光線療法をしていましたが、よく動く元気のよい赤ちゃんで、足でけってはずしたものと思われました。その後もしばらく用心のために経過を観ましたが、特別な異常はないままに、退院しました。赤ちゃんの身体や脳の柔らかさ、可塑性があることに改めて驚愕した事例でした。このようなことが2度と無いように保育器の窓は蛇腹式のものにすべて取り替えたことを思い出します。

(産婦人科医　木村好秀)

12 私の分娩体験

はじめてのお産は水中出産

今から24年前、私は、助産所で長男を出産しました。予定日を4日過ぎ、前日から入院していたのですが、陣痛はあるけれども、それがなかなか本格的な陣痛になりません。助産所の周りを散歩したり、近くのショッピングセンターの階段を上ったりして、夕方から陣痛の間隔が短くなってきました。助産師さんは、「さぁ、お産に備えて、ご飯を食べよね」と言って、あったかいお茶と夕ご飯を準備してくれました。陣痛の痛みの合間に食事をしている私の姿を見ていて、「5分間に3回は、陣痛が来ているね。ご飯を食べ終わったら、お風呂（水中）に行こうかね」と言って、移動しました。水中に入ると、痛みは半減します。少しずつ少しずつ、児頭が下降しているのが分かりました。しかし、子宮口が全開大しているにもかかわらず、子どもは産まれません。どうやら、後頭結節が引っかかっているようです。自身で内診すると、もうすぐそこまで、降りてきているのに。それから、2時間が経過して、長男は生まれました。私以上に長男は頑張ったようで、羊水には胎便もあり、吸引してもらってやっと啼泣しました。

私は、泣かない長男に「ゆうすけ！ゆうすけ！」と言って、背中をさすりあげ、それでも泣かず、当時、NICUに勤務していた同級生の助産師が吸引してくれてやっと産声を上げたのです。今、考えると、怖いお産だったのかもしれません。

お産後、お産に立ち会ってくれた助産師の友達も含めて、夫が買ってきてくれたビールで乾杯しました。もちろん私も飲みました。助産所での出産は、すべて産婦のペースでスペシャルケアでした。魔法の手を持つといわれる助産師さんは、傍にいて優しい眼差しを向けてくださって、時折声かけをしてくれました。その時の長男は、今年24歳年男です。病気知らずで元気に育ってくれました。

（松本憲子）

長女を骨盤位で出産して

産休直前に初産で骨盤位のため不安を抱え込んでいた私を見かねて、友人が近くの助産所を紹介してくれました。相談の電話をしたら、「手伝ってあげるから自分で産みなさい」ときっぱりといわれ、ようやくお産に向き合う覚悟ができました。

助産師に言われた通り床磨きやトイレ掃除を頑張って一度は頭位に戻ったのですが、再び逆子になってしまいました。予定日を大幅に過ぎてお産はスタートし、自宅で一晩陣痛を逃がして朝の診察で6㎝開大でした。そこでは陣痛に合わせ歌を歌います。うとうとしつつも陣痛が来ると歌詞カードをみて歌に集中できたことは気がまぎれてありがたかったです。

夜の10時に全開大して破水をし、同時に片足が出て不全足位の状態になりました。微弱陣痛で長女が足を蹴ると陣痛が起きて、陣痛は胎児が起こしていると実感したものです。片足が出ている状況で長女は長時間頑張りました。何人もの助産師が長女の足をさすり温め陣痛が来ると臀部が先進できるよう誘導しました。やがてずっと元気だった心音が少し徐脈となってきて、「生まれますか？」と聞くと「ムチムチのおしりがはまるまでもう少しよ、そのあとは一瞬だからね。ときを待ってるの。生まれるよ」と。その会話の次の陣痛で一気に進みスポン！と生まれました。元気な産声と、とってもきれいな血色の赤ちゃんでした。無事に生まれてきてくれたことがこんなに幸せで素晴らしいことだと、すべてに感謝の気持ちが溢れました。

生まれた娘は2歳のとき、1週間ほど夜泣きが続き、どこか痛いようで具合でも悪いのかと思っていたところ、夫が「この頃どうして夜中悲しくなっちゃうの」と聞くと、娘は「赤ちゃんのときの夢だよ」といいました。その日も明け方から大泣きとなったのですが、夫が「俺わかったから言う通りやってみて」といい、私は横向きになり当時のお産の体制を取らされ長女を抱えました。夫は助産師がしてくれたように長女の足をさすり始め「もう生まれるよ、大丈夫」と声を掛けます。何を言っているのかと思っていましたが、次の瞬間長女は私を払いのけ、お布団からゴロゴロと飛び出し「ママ！ママママ！」と叫んだのです。夫が「ほら生まれたぞ、もう大丈夫」と声をかけ足をさすると落ち着きました。以後夜泣きはなくなりました。長女は成長と共に時折、片方の足の痛みを訴えていました。お産の記憶がよみがえっていたと思われる出来事でした。

骨盤位分娩は、今では帝王切開の適応で、ましてや助産所で扱うことはできません。助産院では骨盤位にしないケア、歌を取り入れたお産を推進しつつ、呼吸やリラックスを促して、『赤ちゃんファースト』で『あなたらしい楽しいお産』を目指して妊産婦さんに関わっています。

（中島清美）

13 産後のケア

おっぱいケア

おっぱいケアで忘れられない人が何人かいます。その中のひとり、乳がんで亡くなられてしまった方のお話をしようと思います。以前（10年位前まで）は、乳腺のしこりがあっても、「授乳中は乳腺外科に行っても診てもらえないから断乳してから行って」などと、指導していたことがある人も多いのではないでしょうか。その方との出会いは今から数年前のことです。二人の子どものママで3人目を出産しました。産後すぐに消えない乳房の硬結があり、何度か乳腺外来の受診を勧めたのですが、自宅のことが忙しく、その方の受診は半年後になってしまったそうです。その時に診断されたのが乳がん。そして、あっという間に全身転移、産まれた子が3歳のお誕生日までは一緒に過ごすことができませんでした。

助産師になるとお産の手技と同じくらいに悩むのが乳房ケアです。なかなか良い方法とはいまだに出会えていません。そして、ケアや判断を間違えてしまうと大切な命まで奪われてしまう可能性もあるのだということを体験しました。乳房を確実に診られる助産師を目指して今でも研鑽しています。

（加藤理恵）

はじめての自宅での乳房ケア

私は、堤式乳房マッサージ法の認定者で、認定を得てから3年目に本部のある東京中野の堤助産院（現、堤式助産母乳育児相談処）に勤務しました。

「明日退院するので自宅にマッサージに来てほしい」と30代の初産婦、産褥5日目のAさんから予約の電話がありました。家には褥婦の実母もおりました。

洗面所をお借りして手を洗い、生活のようすを観察します。そして、お母さんの全身を観察しながら、赤ちゃんのようすもみて今の状態をアセスメントします。乳房の状態を診るために腋窩で体温も測ります。

Aさんは、乳房の緊満が強く、乳頭の伸展が悪い状態、下肢は浮腫み背部や腹部も冷えて循環も悪そうです。「入院中は母乳が思うように分泌しなかった、上手く吸わせられない」と自信を無くしていました。

マッサージの施術を開始します。普段助産院に来ていただくときには、マッサージしやすい高さのベッドと椅子、慣れた環境でスムーズにいくことも、はじめてのお宅での施術には難しさもあり緊張します。実母は食い入るように私の手元を見ていました。「結果を出さなければ」という思いが頭をよぎりますが、私たちのモットーである「お母さんと赤ちゃんの笑顔のために」を思い浮かべ、基本に忠実に、そして乳房の反応を見ながら行いました。直接的な乳房のマッサージだけでなく、背部や上肢の指圧、運動、浴室での足浴なども行いました。徐々にAさんが緩んでくると、実母の表情も緩み、家の空気が緩んできて、赤ちゃんはしっかり吸啜し母児ともに穏やかになりました。終わるころには、下肢の浮腫みも軽減して、私もほっとひと安心です。本日の施術の評価をして終了しました。「次回は助産院のほうにいらっしゃいますか」と予約して、今日の状況、今後の見通し、次回までの保健指導をして終わりました。

初診の場合、玄関に入り出るまでは、長くても90分以内にします。長すぎればお互いに負担になるからです。出張料金は近郊の場合、1万円プラス交通費。給料ではなく対象の方から直に現金を頂くと、助産師の責任の重みをダイレクトに感じました。助産師の腕を磨かなければと痛感します。

（加藤江里子）

はじめての沐浴指導

助産師学生を前に平然と講義している私にも、はじめての業務にドキドキした経験があります。今では普通にできる業務ですが、当時は身体を動かしながら説明し、かつ途中で中断できない『沐浴指導』はとても緊張する業務でした。狭い沐浴室に産褥3～4日目くらいの退院の目途のついた褥婦が集合し指導を受けます。これくらいの時期になると、褥婦さんも会陰切開の痛みから解放され、授乳室で知り合った仲間同士でさまざまな保健指導を楽しみに参加してきます。また、担当助産師が参加する褥婦の赤ちゃんの中から、標準的な体重で異常のない児をモデルに撰ぶのですが「今日は◯◯さんの赤ちゃんです」と伝え、お母さん達から喜ばしい悲鳴が起こるのも楽しみの一つでした。

さて、沐浴指導に向け勤務時間外に先輩助産師と猛特訓をして実施許可がもらえた頃には、私の指導案は先輩助産師から伝授された指導ポイントで真っ赤な「虎の巻」になっていました。沐浴指導当日、私は褥婦さんから見えない場所に、内容を書き込んだ「虎の巻」たる指導案を貼り付け沐浴指導に挑みました。先輩助産師の指導見学をしていたときとは違い、モデルの赤ちゃんを伝える楽しみも、どこかへ吹っ飛んでしまっていました。いざ沐浴指導が始まると緊張はしているものの練習の甲斐あって、時々、貼り付けた指導案をチラチラと覗きながら、言葉はスラスラと出てきました。出だしは順調でした。指導中盤、赤ちゃんの身体をひっくり返し背中を洗うときになって、悲劇は起こります。……ポチャン。貼り付けた指導案は湯舟の中へ。褥婦さんの前で偉そうに指導していた新人助産師の「虎の巻」が、よりによって参加者全員の見つめる沐浴槽の中へ落ちてしまったのです。赤ちゃんを必死に支えていた私には「虎の巻」を拾う余裕はありません。気の利いた褥婦の一人に拾い上げられた「虎の巻」の文字は赤く滲んでいます。「虎の巻」は沐浴槽の片隅に置かれたのですが、参加者には、偉ぶった新人助産師を学生のごとく豹変させた「虎の巻」が沐浴指導の内容よりも気になって仕方がなかったと思います。

（稲井洋子）

家族計画指導外来　ペッサリー挿入指導

家族計画指導外来を予約制で開設している病院はそれほど多くないと思います。三楽病院付属助産学校に勤めていた頃、産後の家族計画指導外来を担当していました。私の前任者の教務主任はペッサリー指導が巧みな先生で、そこの卒業生はペッサリー指導を叩き込まれていました。予約制の外来は1時間2千円で、コンドームや避妊ゼリー、ペッサリーの指導もして必要な人には販売もしており、継続事例のママに対して学生と一緒に担当し、ペッサリーのサイズを測り、挿入の練習をして使用希望者にはその場で伝票を切り会計で支払いをして頂くシステムでした。

私も4年間で数人の方の指導をしてペッサリーのサイズの測定や挿入もできるようになりました。使用がうまくいかなかった人は一人だけで、ほとんどの人は、入れてみたら挿入の違和感もなく、購入される方が多かったように思います。ペッサリーは見ると大きく見えますが、使用してみるとフィットするものです。産後の性生活の開始に際しての注意と併せて、避妊ゼリーとコンドームやペッサリーを併用する方法を勧めていました。この経験から、「家族計画指導の実際」が産まれたのです。

堤式乳房マッサージを産みだした

私は福岡県柳川市出身の助産師で、助産師歴は35年になります。27歳で助産師として虎ノ門病院に就職し、分娩介助が独り立ちできるようになった2年目の頃、産後の乳房管理が何も出来ない・解らない、と焦りました。目の前の乳房トラブルで困っているお母さんに対して何もしてあげられない自分の無力さを痛感したのです。乳房手技の色々なセミナーを受講しましたが今ひとつ納得がいきませんでした。恩師に相談したところ〝乳房マッサージは習うのではなくて自分で作るもの〟とアドバイスを受け、自分の納得いく乳房マッサージを創りたいと思うようになりました。乳房マッサージを確立するためには、マッサージの根本から学ぼうと考え、東洋鍼灸専門学校に通い、鍼師・灸師・按摩マッサージ指圧師の資格を取得しました。そして、東洋医学の経絡・経穴の理論や指圧・マッサージの手技を基に創意工夫して堤式乳房マッサージ法を創り始めた頃、産後の乳房管理の必要性を理解している産婦人科の医師と出会い、医院内に母乳外来を立ち上げました。最初は週1日の母乳外来から、週3日となり、併せて中野区に自分の助産所を開業し、忙しくたくさんのお母さんの乳房ケアをするようになりました。あるとき、産婦人科の医師である大学教授から、「自分一人でお母さん達のトラブルを治せるのは一日に何人くらいなんですか?」と尋ねられ、「一日8~10人が精一杯です」と答えると「君の創ったその技術を自分だけの秘伝にせず、研修生を集めて教えていけばたくさんのお母さん達を助けることができるのではないか」と言われました。

先生のアドバイスは目から鱗が落ちる思いでした。教えることなど考えこともなかったので、私に教えられるのか?どのように教えたらいいのかと、悩みました。そんなとき、技術を教えてほしいという助産師たちが現れ、とにかく前に進もうと思い教え始めました。何人かの助産師がいましたが、容易に伝えられないと思っていた頃、一人の助産師が新幹線通学をして一生懸命技術の習得に励み、ついに私の秘伝を会得したのです。「この技術は伝えられる」と確信し、1996年に堤式乳房マッサージ法研究所を開設し本格的に教え始めました。

現在では、堤式の認定者は約180人となりました。今では日本だけではなく海外からも私の元に通ってくる助産師がいます。本当に驚きです。思えばこれまで、その時々に素敵な方々にご教示を頂き、本当にそうだなと思った事をやってきました。これまでのご助言・出会いに感謝しつつ、私は母乳育児支援の助産師としてこの技術の伝承を続けて行く決意です。母乳育児は本来楽しいものです。お母さんがわが子を愛おしく思い愛情豊かに育むことが出来るように、私たちはお母さんと赤ちゃんの笑顔のために頑張っていきます。

（堤　尚子）

天使の手、神の手、魔法の手

母乳ケアに特化した助産所を開業して24年の月日が流れました。開業の難しさもありましたが日々お母さん達に接していく中で涙が出るほどうれしい事や歯ぎしりするほどの悔しい思い、海の底に沈んでしまいそうな絶望や無力感などを味わいましたが、一つ、嬉しかったできことをお伝えします。

乳腺炎を起こし、他の助産院にマッサージに何度も通っているが一向に乳腺炎の症状が治まらずしこりも取れないと悩んでいるお母さんが、私の助産所に来ました。診てみると乳腺炎の症状は治まっておらず、マッサージだけでは治らない症状であり、内服治療が必要だと判断し、医師の受診を勧めました。化膿性乳腺炎と診断され内服を開始し、症状は治まりました。その方が安堵し、涙を流して授乳をされていた姿を忘れることはできません。お母さんのトラブルの状態や程度にはそれぞれに違いがあります。そのためその人に合った痛みのないマッサージが必要です。お母さん達からは、「先生のおっぱいマッサージは痛くない、気持ちよくて眠ってしまいそう。先生の手は天使の手ですね。神の手ですね」と言うことばをいただきます。そんなときは誇らしい気持ちでいっぱいです。

これまでに数万人のお母さん達を診てきたので、町中で買い物をしていると「あ！先生こんにちは」と、声を掛けて頂くことがあります。申し訳ない事に名前も顔も覚えていないのですが、トラブルの状況をお話しして頂いているうちに乳房の状況を思い出し、話に花が咲きます。〝よく覚えていらっしゃいますね〟と感心されますが、どうも私の記憶の中には乳房のトラブル状態が鮮明にインプットされているようです。特に乳房に触れたときの感覚が鮮明に残っており、一つひとつが刻みこまれている天使の手、神から預かった手なのだと思い、何故か不思議な気持ちです。

（堤　尚子）

研修生との出会い

研修生の中に長年の夢を実現した人がいます。彼女は65歳、北海道で長年保健師として活躍されていました。定年退職を機に当研究所で学ばれました。卒業後地元北海道に帰られましたが、今では、病棟、ＮＩＣＵ・ＧＣＵの産後の乳房管理を一手に任されるまでになっています。「好きな事をして人様のお役に立てている事が嬉しい」と、手紙をくれました。年齢のこともあり一つの技術を身につけるには人一倍の努力が必要だったと思いますが、その努力が実り皆さんに頼りにされていることを知り、嬉しくなりその手紙を何度も読み返しました。

研修生の通学方法もさまざまです。静岡から新幹線の定期を買って通って来た助産師、生後10か月の乳児をおぶって学んだ助産師、島根県や宮城県から夜行バスで何時間もかけて通って来た助産師。そして、何より驚いたのは福岡在住で、東京―福岡間を飛行機で通学してきた助産師です。自家用機でも持っているのかと聞きましたら、格安チケットを購入していて新幹線よりも安くなるということでした。

海を越えオーストラリア在住の助産師が日本のマッサージ技術（射乳）の凄さを思い出し自分も身につけて、乳腺炎になったお母さん達を助けてあげたいと研修に来ました。またタイ・ドイツ在住の助産師で、乳房トラブルで困っている人たちを治してあげたいという思いで、私が講義する日総研セミナーに参加するために一時帰国して来ました。このようにたくさんの助産師が、お母さんと赤ちゃんの笑顔のために何とかしなければと行動しています。自分の技術が多くの助産師の手に伝わり、お母さんたちの乳房トラブルの解消に役立っていると思うと本当に嬉しく思います。

（堤　尚子）

堤の会の立ち上げと活動

一年間の研修を終えて、認定者になると「堤の会」という団体に所属できます。卒後教育や情報交換・親睦を目的に立ち上げました。最初は「つつみ会」という名称でしたが、組織の運営の難しさもあり一時解散して、新たに「堤の会」として再結成しました。会員の数も今では約180人となりました。大切な私の仲間と共に母乳育児で悩んでいるお母さん達を助けて行きたいと思います。

今、私が一番嬉しいと思う事は仲間の成長です。先日もお母さんから「あなたの手は魔法の手・天使の手」と言われましたと目を輝かせ、生き生きと報告してくれる認定者がいました。お母さん達から最高の言葉を頂いたと聞いて、自分の事以上に喜んでいます。

お母さん達に技術を持って寄り添っている認定者のようになりたいと、相談してくる同僚・スタッフがいると嬉しそうに知らせてくれる仲間もいます。病院や施設などで信頼されて活動していることの証であり、頼もしく嬉しく思います。

医療は日進月歩です。私達はアンテナを高く掲げ新しい情報・科学的知見に耳を傾けていくことが大事だと思います。そのために皆と喧々諤々議論し、少しでもお母さん達に役立っていけるよう努力し続けていきたいと思います。

（堤　尚子）

14 思春期教育・性教育

はじめての講演―生命創造

はじめて性教育を行ったのは、教育委員会からの依頼で宮崎の沖電気の女子職員を対象に「明日の親のための学級」での講演でした。27歳の時です。若い女子職員のために月経のことや生命誕生の素晴らしさを映画「生命創造」を見せながら行いました。この時、社会教育課の担当の方が「映画をこのように講演に使うことができるのですね」と、とても感動して頂いたのを覚えています。映画フォーラムなんて技法を知っていたわけではないのですが、うまく映画を活用することが出来、効果的だったと思っています。それ以来、

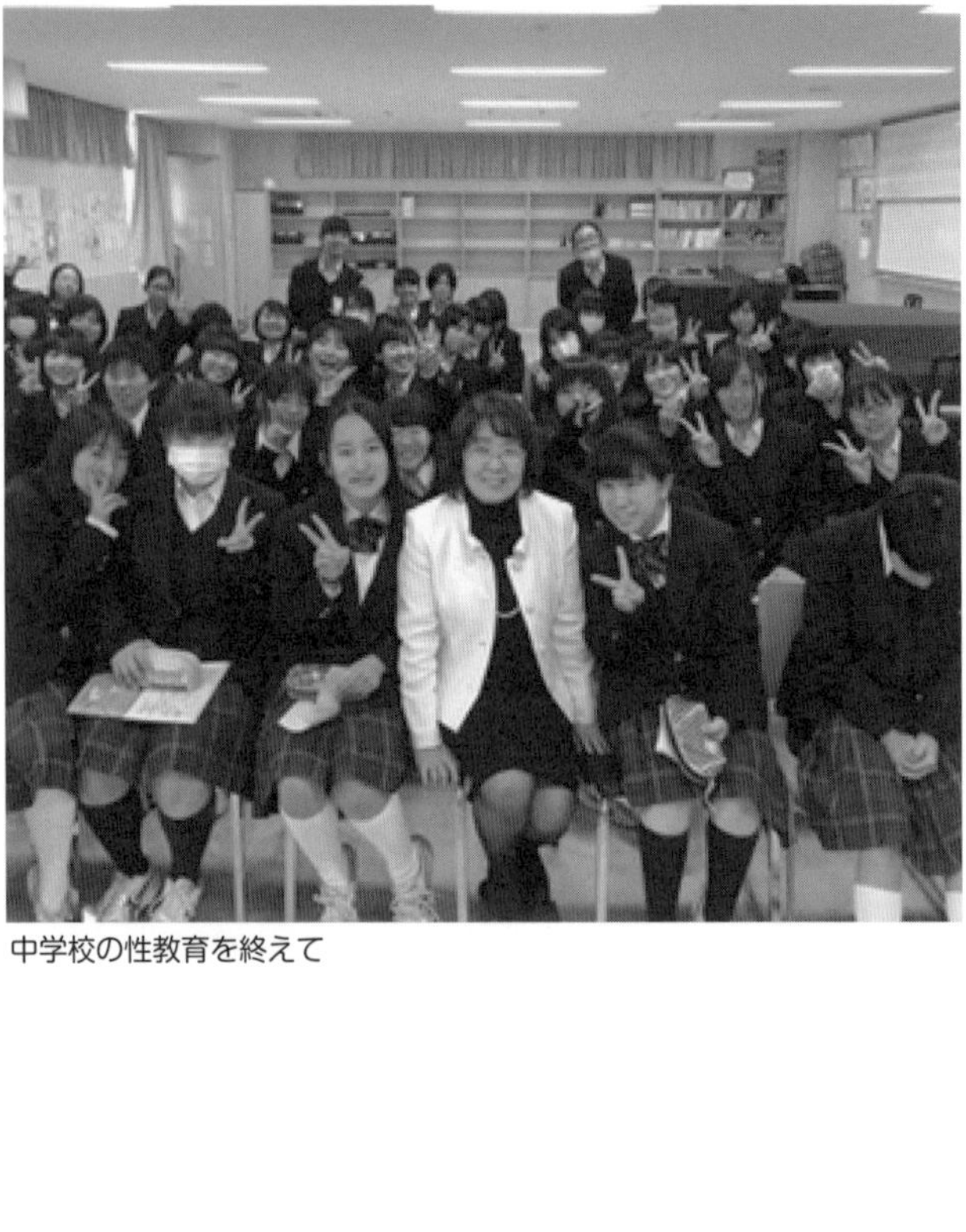

中学校の性教育を終えて

私は多くの機会で「生命創造」を用いました。母性看護学概論の初回講義をはじめ、助産学概論でも改めて見せています。そのメッセージはいのちのはじまりの神秘と胎児の成長過程、それを育む女性の素晴らしさ、母の強さと優しさなど多くのメッセージを添えることができます。それはいつになっても古びることなく新鮮で、見る者に深い感動を与えてくれるのです。何十回みても自然に涙が流れてきて、生命誕生の素晴らしさに深い畏敬の念をいだきます。私は今でもこの映像の素晴らしさはピカ一だと思っています。

自分の番　いのちのバトン

中学生への性教育で最初に伝えることばは相田みつおさんの「命のバトン」です。「父と母で二人、父と母の両親で四人、そのまた両親で八人、…いのちのバトンを受けついで　これがわたしのいのちです。」

性教育で子ども達に話すとき、この詩を、前に座っている中学生に朗読させています。しっかり読める子もいれば、途中でつかえる子もいます。「命のバトン」は私の性教育のテーマなのです。

自分が今生きているのは、父・母そのまた両親という祖先との繋がりであり、自然のなかで生かされている命であることを子ども達に伝えるのに、この詩はとても効果的です。他にもあいだみつおさんの詩は命や生き方を伝えてくれ、心に響くことばで、素晴らしい毛筆で書かれていて子どもの心にも深い感動を与えてくれます。生きているなかで感動する体験ほど感性を養ってくれるものは無いでしょう。子ども時代に小さな出来事でもいいので「心がゆすぶられる経験」をたくさんさせ豊かな感性を磨きたいものです。

子どもは宝物

助産師として、約10年間、病院で働き、恩師のすすめで大学院に進み、助産学生時代のテーマであった性教育に関する研究を継続してすることになりました。修士課程は東邦大学の一回生ということで、先生方の熱い期待があり、すべての授業や演習が新鮮でした。特にリプロヘルス分野では、1年次に自分の研究テーマに関する文献レビューをして論文を投稿するようになっており、私は仕事を止めて研究活動に専念しました。当時リプロ分野には社会人が2名いたため、夜間の開講も多く、仕事のない私は、文献を十分に読むことができ、課題に取り組む時間もあり、秋には論文を投稿でき、それをまとめて国際学会で発表することになりました。勤務していたときに国内の学会発表の経験はありましたが、国際学会での発表ははじめてで、大得意だと思っていた英語力も急に不安なり、英語の先生に特別にお願いして特訓して頂き、大学院2年次の春に「日本における性教育の現状と課題」と題して、シドニーで開催された世界性科学学会に発表することができました。特訓のお陰で無事に20分のプレゼンと質疑応答に対応することができたときはとても感動したものです。

大学院修了と同時に結婚して、最初の子どもは3年目に授かりました。両方の父親の名前を一文字ずつ頂いて、「恒平」という名前をつけました。その2年後に2人目の女の子を授かり、

「愛」と名付けました。３人目が欲しいなーと思って妊娠したら、双胎でした。自分が４人弟妹なので、４人は欲しいと思っていたので、双胎でも頑張ろうと思ったものです。しかし、双胎の妊娠中の管理は壮絶なものでした。何度となく、挫折しそうになりましたが、上の子どもたちの笑顔で頑張れたように思います。第一子の妊娠中にも恩師と共に性教育に行くことが多かったのですが、ちょうど荒川区の原中学校で性教育をしていたとき、三・一一の東日本大震災にあい、同行していた助産学生たちを車で最寄りの駅まで送り、最後に自分が家に帰りついたのは、午前2時を過ぎていたように思います。

これからも機会があれば、生徒たちに「子どもは宝物」と、いうメッセージを出していきたいと思っています。

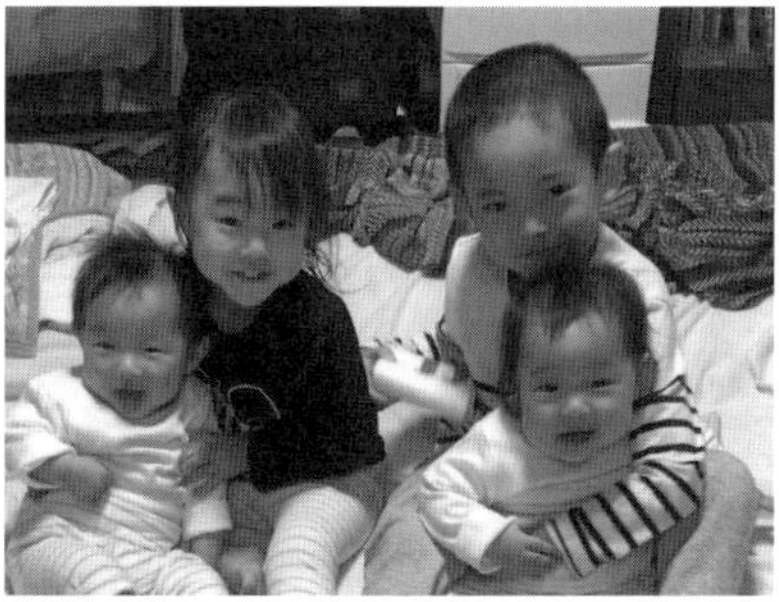

（牧野章予）

まちの保健室活動

平成12年、大田区には28校の中学校がありました。当時の助教授の関島英子先生と中学校長宛てにチラシを配布、「私たちは助産師です。いのちの出前授業させてください」というものでした。２月に配布して、何の連絡も無く諦めかけた11月頃、ある中学校の養護教諭の先生から「道徳の時間を20分もらえたので、出前講座をおねがいします」という連絡があり、早速出かけて講演したのが始まりです。その後、当時の産婦人科教授秘書がPTAの副会長をしている中学校のPTAの会合時に講演させて頂き、子ども達への性教育の大切さを訴えました。そのときの講演を聞いていた教頭先生が、教頭会での講演を企画してくれて大田区内の教頭先生たちに対して、同様に性教育の大切さを話すことができ、そこに参加していた教頭先生たちの学校の生徒への講演依頼が多く届くようになりました。

この機に、一緒に関っていた中学校の養護教諭の先生方と文部科学研究として「中学生に対する生と性の教育プログラムの開発」を行い、併せて日本看護協会が推進していた「まちの保健室活動」の助成を受けて、大学の一角に「まちの保健室」を開設し、「電話相談、メール相談、来所相談、出前授業」を始めました。当時の母子看護学専攻の学生たちはこれらの事業の協力者として活躍してくれました。

研究として、大田区内の中学生の性知識・性意識に関する調査、親の性意識・性知識に対する調査、教師の意識・知識と三方向からの調査研究を行い、子どもは正確な知識がなく、親は性に関する教育は恥ずかしくてできないので学校に教育を委ねており、教師は外部講師に委ねているという実態がわかりました。これらの実態から、都内の中学生に対する系統的な性教育の必要性を認識させられ、中学生への性教育をすることになり、今でも性教育を続けています。

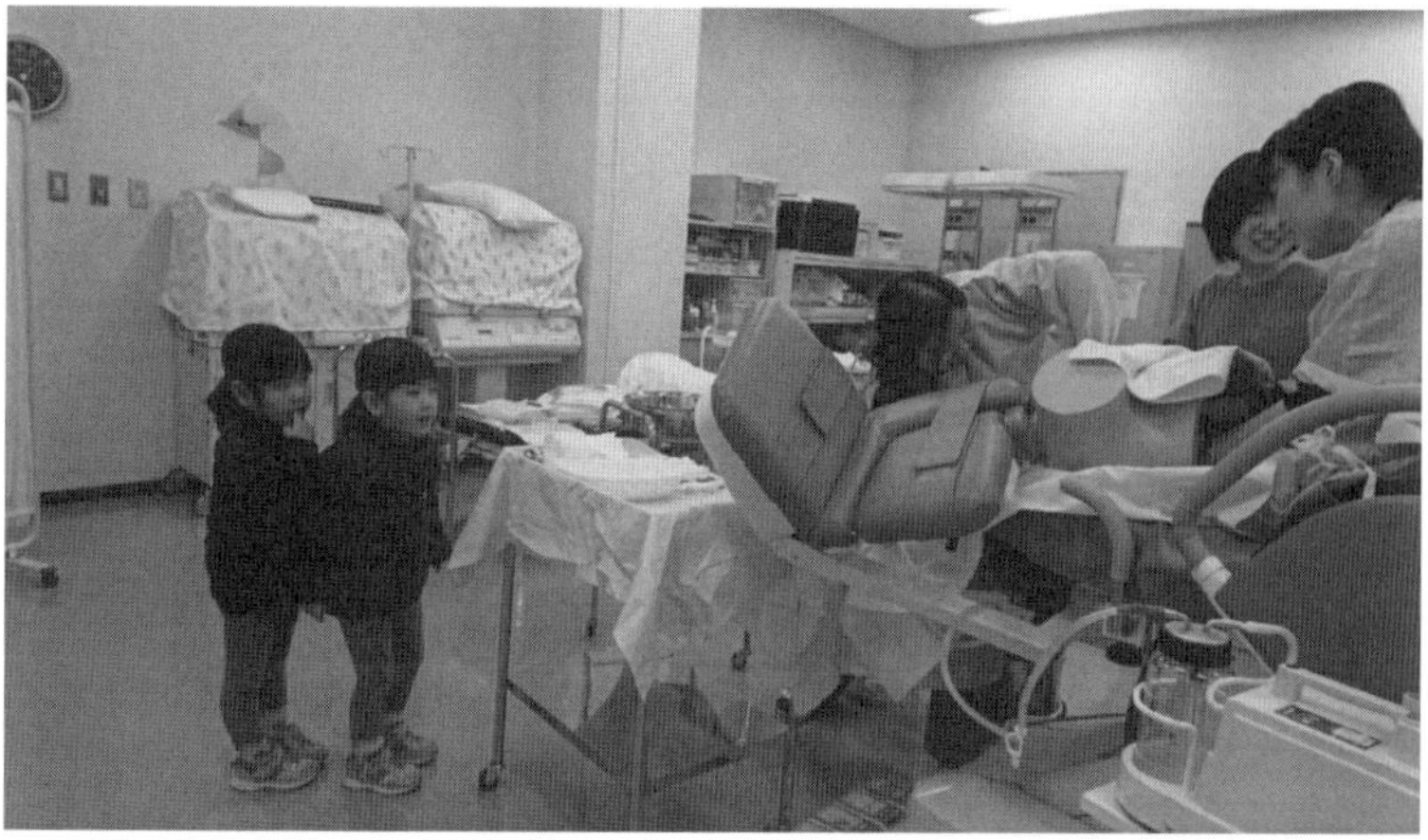
分娩介助で児の誕生に見いる４歳児

性だけでなく生の教育も

「人が生まれてくる瞬間を話せる人は少ない」私の尊敬する助産師の方がこう話していました。確かに現在の日本では、少子高齢社会であり、分娩施設の変遷に伴い実際にお産に立ち会ったことがある子どもの数も減っています。それに加え、私たちは子どもたちにお産について語るとき、この内容はまだ早いのではないか、ありのままを伝えるのは怖がらせてしまうのではないかと余計な心配をしてしまう傾向にあると思います。

そんなとき、大学で分娩介助の練習をしていると同級生が双子の子どもを連れて練習にきました。4歳の双子の女の子は慣れない実習室に少し戸惑いながらも、私が「もうすぐ赤ちゃん出てくるよ。見てみる?」と声をかけると「見る！どこから赤ちゃん出てくるの」と駆け寄ってきました。そのときの子どもたちの目はとてもキラキラしていて、それはまるで知らなかった自分の誕生を知ることへの喜びとこれから何が起こるのだろうという好奇心と不安が入り混じった表情でした。その表情を見て私は心配しているのは大人たちだけで、子どもたちは小さいながらもその子たちなりに一生懸命考え、「生まれる」ということを理解しようとしてくれているのだと思ったのです。

現在の社会環境は多種多様であり、自分の価値や命の大切さを見失ってしまう子どももいます。ですが、生まれるときにあなたを支えていたたくさんの手があったこと、頭にコブを作りながらも懸命に自分の力で生まれてきたこと、愛おしそうにわが子を抱っこするお母さんの表情など、子どもたちに伝えたい瞬間がたくさんあります。改めて「性」だけではなく「生」ということを伝えられる助産師でありたい、そう思わせてくれた双子の女の子に感謝の気持ちでいっぱいです。

（大古千夏）

女子中学生への性教育

今年は、性の健康医学財団の「性の健康カウンセラー」の認定を頂き、今までチャレンジしてこなかった性教育をはじめて実施しました。事前に別の中学校での性教育を見学してからの実施でした。助産師の視点で行う性教育は、命の誕生に立ち会うからこそ伝えられるものがあり、発達段階に応じた生殖能力の健康を支援するという意味で、私たち助産師の役割は大きいと感じています。

実際には、全体講演の後に女子15名程度に対して30分のグループ教育でした。全員に順番に妊婦体験ジャケットを付けてもらうと、静かに重さを感じる子もいれば、笑顔で楽しむ子もいました。「このくらいのときにはもうママの声も家族の声も聞こえているんですよ」と、言うと「そうなんだ」「へぇー」と反応します。「みんなは、今はまだ妊娠できないね」「そう、勉強もあるし、部活もあるし」「それじゃ、いつだったらいいかな?」とやり取りする。前の講義にあったように、年齢とともに卵子の数が減り、卵子も年を取ることを想起させると、真剣に考えていました。生徒の素直な表情の変化に生きるエネルギーを感じました。この子たちそれぞれの未来が幸せに輝くよう願いながら、命の不思議、強さ、神秘、過去から未来への繋がり、思春期の女子のからだの特徴、心の変化を話し、短く濃厚な時間を過ごしました。今日の出会いを覚えていてくれてこれからの人生に活用してくれることを祈りつつ終わりました。この機会を持てたことに感謝して、これからも続けていきたい、そんな気持ちになる素敵な一日でした。

（加藤江里子）

男子中学生への性教育

助産師学生時代、大学の地域支援活動である、性教育に同行させていただきました。当時は自分の年齢とかけ離れている中学生と話す機会は十数年なかったと思いますので、妊産婦さんへの保健指導のみならず、今どきの中学生は何を考えているのか、どんな健康教育になるのかと実際に性教育で対面するまで不安でいっぱいだった記憶があります。そして、助産師になってからも何度か性教育に同行させていただく機会がありました。あるときの課題は「男子グループ担当」です。男子中学生への性教育…、難しい！と思いました。性に関する悩み・不安のキーワードは包茎やマスターベーション、とデータはありますが、自身にとっては異性の身体のことであり、身をもっての体験は語れず、その方法、教育は効果的なのだろうかと疑問に思うことも多々ありました。助産師は妊産婦に関わっているというイメージが強いですが、女性のライフスタイルに関する支援も行います。女子への性教育はすんなり納得がいくのですが、男子への性教育…、疑問を持ちつつでしたが、中学生と接していくうちに少しずつ女性だけでなく、女性と関わる「異性」にもその思いは伝わるのではないかと考えるようになりました。そのきっかけを与えてくれたのは実際に性教育を行ったときの男子グループの生徒さんたちです。性教育では、なんとなく仲間には言いにくい話、親にも言いにくい話を助産師だからできることを目線で伝えてきます。その反応は、ほんとうに真剣な眼差しで、表面では恥ずかしい気持ちからか、ふざけたりする生徒さんもいますが、心は傾き、耳はダンボになっているようすが伝わってくるのです。また、グループワークの時間では、妊婦体験や赤ちゃん抱っこを行うこともあります。この知識や体験はぜひ家に帰っても親御さんと共有してほしいことだなあと思っています。自然に他人を思いやり、やさしい大人に成長していってほしいという願いを込めて、助産師ができること、これからも関わっていけたらと思います。

（志村智絵）

助産師だから伝えられる命の大切さ

中学生の女子を対象に「命の大切さ」をテーマに性教育をしました。

「命」と聞くと今まで立ち会ったお産の現場を回想します。産道から生まれ出てこようとする赤ちゃんの力強さ、産声、母児の対面時の美しさ等、はっきりと覚えている出産の数々が目に浮かびました。助産師が性教育をする意味は、命の現場で感じたこれらの命の大切さを伝えられるからだと思います。

実際の性教育では、生徒は終始真剣な眼差しで私を見つめ、一言一句理解しようとしていました。赤ちゃん人形の抱っこ体験では母性を感じさせる微笑みが赤ちゃん人形に向けられており、妊婦体験では命の重みを感じた発言がありました。私はそのような姿をみて「命の大切さ」を訴えかけることができたのだと感じました。

助産師は周産期を通して妊産婦の命・宿った命・命のもと（卵子）の三つの命を守っていますが、中学生のように周産期以外における女性の命と命のもと（卵子）も助産師は守っていかなければならないと学ぶことができました。

今回の性教育を通して助産学生として「生きている、それだけで素晴らしい。そして命と性の繋がりを心に留めて素敵な人生を歩んでもらいたい」と思いを込めた授業を行えて、本当によかったと心から思いました。

（馬内　優）

中学生の相談事例

「まちの保健室活動」の最初の個別相談事例です。

中学1年生のA子さんは学校の帰り道に大学生風の2人の男性から「何でも好きなものを買ってあげるよ」と声をかけられ、2人なので安心と思い、着いていき、ホテルに連れ込まれて2人かららんぼうされました。その後、母親に打ち明け、母親が学校の先生に相談して、学校から電話で相談に乗ってほしいとのことで、個別相談になりました。「エイズに感染したのではないかと心配」というのが、相談内容でした。幸いにも1か月後の血液検査で感染はしていませんでした。しかしセーラー服姿のあどけない少女の心の傷ははかり知れません。中学生の無防備さ、被害者にならないように子ども達に知識を提供することの必要性を認識させられた事例でした。このころから小学生、中学生、高校生に対する性教育活動を推進していくことになり、さまざまな形で性教育を実施しており、現在まで続いています。

思春期からの親準備教育

思春期から将来親となるために心身の準備を整えようと自覚しているものは多くはないでしょう。しかし、実際には二次性徴が終了すると確実に親になれる身体になります。その過程を「社会化」と捉えて、Hill. R. と Aldous. J. は「結婚と親となるための社会化」という概念を示しています。それは4つの段階からなり、実際には重なり合いながら経過していくといわれています。第Ⅰ段階は自分が育つ家族のなかでの見習いによる学習、第Ⅱ段階は学校などでの正式な学習と親以外の他者の結婚・家族生活の観察による学習、第Ⅲ段階は発達途中での親密で相互依存的な対人関係の経験、第Ⅳ段階は結婚後の社会化です。社会化をすすめるためには、思春期から親としての準備を開始する必要があり、性成熟期になる20歳までには意識した準備をスタートすることが望ましいといえます。思春期からの親準備教育として、特に第Ⅲ段階までを積極的に支援して子ども達に意識化させていくことが大切です。

思春期までの不妊予防教育

現在、女性の初経年齢は、平均12・3歳、男性の精通現象は13・2歳ですが、近年の思春期男女の身体的発育は加速し、氾濫する性情報などの影響により、性行動の開始が早くなっています。思春期から自分の身体を知り、妊孕性を大切にすることを伝えたいと思います。

①自分の身体に関心をもち自己受容を促す

二次性徴が開始したら、大人になる自分の心身に目をむけ、乳房の変化や月経の発来に関心をもって記録する習慣をつけさせましょう。月経の開始した年月日、毎月の月経周期、排卵徴候やそれに伴う乳房や帯下の変化など注意深く自分の身体を観察することで、産む性としての女性性を受容して生きる自己肯定感を育成することになります。

②基礎体温の測定

初経後、数年経過すると卵巣機能が徐々に正調化し排卵性の月経周期がみられます。そこで、基礎体温を測定し、自らの身体の変化を知り自己の体内で起きている生殖機能の活動を理解させます。ホルモンの作用により、微妙に体温が変化して低温相と高温相の二相性になることや、女性は精神・心理的にもこのホルモンの変化に影響されることを理解させ、ストレスや夜更かし睡眠不足などによってホルモンバランスが乱れて体温が変化すること、卵巣が健全に機能するためにはストレスを避け、身体を冷やさない、過剰な喫煙・飲酒を避けバランスのよい食事を取ることが必要なことを理解させます。

③性衝動のコントロール

初経と精通の発来は、生殖能力が備わったことであり親になる能力を備えたことを自覚させます。快楽性を求めて安易に性行動をとらないように連帯性と生殖性の意味を理解させ、マスターベーションについても正しい知識を与え過激なマスターベーションから男子が将来腟内射精障害に陥らないように支援します。

15 地域での育児支援

一人の母親として助産師の一言の大きさを実感

第一子を出産したのは、仕事に慣れ何でも一通り自分の判断でやれるようになった頃で、とにかく仕事が面白く、助産師としての自分に自信を持っていました。当然、自分自身の妊娠中の自己管理やセルフケアは万全‼ お産は出来るだけ自然に‼ 母乳だけで育て、自然育児を実践‼ と意気込んでいました。しかし、実際には思い描いていた希望の出産とは程遠く、産後も母乳育児につまずき、ことごとく自分の理想とは異なってしまいました。うまくいかなくてもそれで良し！ と、今の自分なら思えるのですが、当時は「結果が出ないのは自分の努力が足りないせいい」という思考パターンでした。母親としてはもちろんですが、それよりも「助産師」としての自分がふがいなく、それまでの自信がガラガラと崩れていくようでした。産後の手伝いに来ていた母も帰りひとり奮闘していたとき、地域の助産師さんが新生児訪問に来られました。子どもの体重測定の後で服を着せるときに「ちょうどいい枚数着せているね」とおっしゃいました。何気ない一言でしたが、とっても嬉しく感じました。専門職の一言は大きいものです。自分の子育てを助産師さんに褒められるってすごく嬉しいことなのだと気づいた出来事でした。

（池田真弓）

育児支援サークルのネットワークつくり

私は東京郊外から都心の病院に1時間以上かけて通勤していたため出産を機に退職しました。出産するまでは近所付き合いがありませんでしたので孤独な育児でした。どこに行けば赤ちゃん連れの親子に会えるのかもわからず、子どもは可愛いけれど、密室育児に煮詰まっていました。早く仕事がしたいという気持ちでいっぱいのとき、母子保健事業が東京都から移管したことをきっかけに市の非常勤として新生児訪問や乳幼児健診の仕事から始めました。病院での経験しかなかったため、退院した後に家庭でどんなふうに子育てをされているのか、どんな課題が多いのかを知る良い勉強でした。自分の体験を基に、家庭訪問した先や健診でお母さんとお話しするときには肯定的な声かけを心がけました。地域を回っていると色々な子育ての情報を把握できますので、「ここでこんな集まりがありますよ」などお伝えしているうちに、情報を集約して発信したいと思うようになり育児サークルのネットワークを立ち上げました。このときの仲間とは今でも精神的に繋がっています。あのときの自分の経験から家庭で孤独に子育てをする母親の気持ちに寄り添うことを大切にした関わりを追及し、今は「子育て支援」が自分の関心のある研究テーマにもなっています。助産師は女性や家族を支援する素晴らしい職業です。現在はこれから助産師になる学生たちと共に日々過ごしていますが、彼女たちには自分自身でキャリアプランとリプロプランを考えながら、多くの経験を重ねつつ主体的に人生を楽しんで、助産師道を歩んでいってもらいたいと願っています。

（池田真弓）

地域の中での助産師の存在

市の保健センターで助産師として勤務していたときのことです。仕事が終わり職場を出て駅近のスーパーで買物をしようとして、ふと気が付くと数メートル先から私の方に歩いてくる女性がいました。立ち止まると「保元さんですよね」と声を掛けられ、「はい」と言うと、「二人の子どもの出産のときにおっぱいトラブルで助けて貰いました」「しこりが取れてスッキリしたその喜びを覚えています」そして、「これから注意すること、食事のこと、授乳前後の手当の方法など教えて貰いました」と涙を浮かべながらお話をされたのです。それは、7、8年前のことでした。私の方は、顔に見覚えはありましたが、お名前までは憶えていませんでした。2回目の出産後は、初回の指導のとおりにうまく出来て、おっぱいのしこりもなく、楽しく授乳ができましたと語ってくれたのです。

何年前であっても、忘れずに感謝され、助産師という職業は何と有難い職業だろうと思うと同時に、妊産婦に寄り添い支援しようとさらに意欲が湧いてきたのを昨日のことのように記憶しています。子育て中のお母様に感謝です。

（保元明子）

16 研究活動

学問を追及する喜び

以前は看護教育の多くは専門学校で行われており、私は無性に大学で学びたいと思い、41歳の時に慶應義塾大学の門を叩きました。語学が苦手な私は、英語に力を入れているこの大学を卒業するために三田校舎の入口にある慶應語学学校に通い、基礎級で絵本の英語辞書からスタートし、初級、中級まですすみ、どうにか英語の科目4科目8単位を取得することができました。あのまま中級から上級まで進んでいたら、通訳ができるレベルになり、英語が得意になっていたと思うと残念です。このときの英語学校の仲間たち5人ではじめての外国旅行を企画しサンフランシスコに行きましたが、20代の若者たちに混じって40代が2人でした。たくさんのレポートを書き、試験を乗り越えて単位を積み重ね五年かけて慶應大学を卒業することができました。当時のレポートはすべて手書きで、４０００字が基本でしたから、課題に必要な文献を集め分厚い本を読み、地域の図書館に通い、汗を流して作成したレポートは私の宝もので今でも大切に保管しています。

研究のスタート

はじめての発表は看護学生の3年次。県内の看護学生研究発表会で「左上顎骨骨折患者の看護」でした。20代の女性が交通事故で顔面骨折して入院し、整形外科病棟で受け持った事例をまとめたものです。助産学生時代は「周産期死亡の原因に関する研究」をまとめて群馬で開催された日本母性衛生学会にて発表しました。助産師として就職した1年目に「母乳栄養に関する研究」をしました。これは、退院時にミルクをサービスとして差し上げることが母乳の確立に影響するのではないかという仮説のもと、従来通りにミルクを持ち帰る母親と児のミルクではなく、母親用のミルクを持ち帰る群に分け、一か月児の母乳栄養率を比較したものです。この結果から児用のミルクを持ち帰らせない方が、母乳栄養率が有意に高いことが明らかになりました。この結果から、ミルクは母親用に替える事になりました。この研究を日本母性衛生学会に発表し、はじめての原著論文として投稿しました。自分の手書きの原稿が活字になった喜びはひとしおでした。研究テーマをくれて、研究体制を整えてくれた当時の産科部長の指導に感謝しています。この先生との出会いが私の研究生活のスタートになりました。

とにかくテーマが大事

私の妹は10代で妊娠、出産を経験しています。その影響があって10代の妊娠をテーマに文献検討をしたのがはじめての研究でした。「テイィマ（テーマ）がとにかく大事です」といったのは上田礼子先生でした。科目名は覚えていないのですが、「テイィマ」という特徴ある表現をされていたことをよく覚えています。そして、身近なことをテーマにする、関心のあることをテーマにするのが大事であると最初に伝えてくれた先生です。

10代の妊娠は現在でも課題となっていますが、当時（1990年代）も課題でした。時代は昭和から平成となり、バブルが崩壊した時期と重なります。1995年には「ブルセラショップ」などが流行し女子高校生の「性」の商品化が起こった時期でした。実際、1995年から2000年にかけて10代の人工妊娠中絶は増加しています。

私は出産をするか人工妊娠中絶をするかの選択に影響することは何かについて調べていきました。やはり、結果は今と変わらず、サポートが得られるか否かが影響していました。なぜ、10代で妊娠した女性の状況は変らないのでしょうか。それは、10代の妊娠を「課題」として捉えているからだと思います。「課題」とせずに、おめでたいこととして受け入れる環境ができればよいのではないかと、本文を書くに当たり、見返した論文集を見て感じたところです。

私たち助産師ができることは何か、今一度、考えたいと思います。

（松永佳子）

博士号の土台は卒論

2019年の春に博士号の学位を取得することができましたが、その根底には、「はじめての研究」が大きなキッカケとなっています。

看護大学の4年生での卒業論文で、指導を受けた研究室は、「看護」以外の「環境保健学研究室」でした。ゼミでは「放射線」「放射線防護」に関して学ぶ日々で、NICUでの未熟児医療に興味があった私は「NICU、未熟児、放射線」をキーワードに研究を進めました。

当時、毎日のように胸部や腹部の単純X線撮影が行われており、小さい身体のほとんどが照射野に入る撮影で、児の体位保持をする看護師も放射線被ばくをする現状がありました。放射線技師の姿をみるや、その場から離れる看護師の姿もあり、看護職の放射線防護に関する知識の不十分さを感じたものです。

そのような状況から、私のはじめての研究テーマは、「NICUにおける新生児のX線検査による被ばく線量評価」としました。

毎日のように研究室に通い、先生方や他のゼミ生と放射線について話し会い、ディスカッションする事の重要性を学びました。研究は、研究計画書と実験プロトコールを完成させるまでがとても時間がかかり、卒業研究の中で最も苦しかった時期でした。しかし、それ以上に先生方の根気強い指導があり、何度も何度も赤で文章に修正をいれ返却・提出と繰り返し指導して頂き、ときには皆で「チヂミパーティー」をして楽しんだこともあります。いつもはペンを握り指導する教授が、学生からチヂミの出来について評価を受けるという一幕もあり、今ではとても楽しい思い出です。

線量データを取るために放射線技師の方々にご指導いただきました。その道の専門職と共に研究をすることの大切さも学びました。先生からの差し入れを食べながら、卒業論文提出時間ギリギリまで、何度も何度も文章を書き直し、ようやく「はじめての研究論文」が完成しました。提出して、充実感と書き終えた満足感、苦しかった日々も楽しく思えました。
修士論文に取り組んでいたときも、博士論文に取り組んでいたときも、思い出すのは「はじめての研究」のときの苦しさや楽しさです。そして、根気強く指導してくださった先生方の姿勢です。大学の教員となり研究者となった今、初心を忘れず、「実るほど頭を垂れる稲穂かな」ということばを胸に、今後はあのときに私に向き合ってくれた先生方のように根気強く自分の研究や研究指導に取り組んでいきたいと思います。

（加藤知子）

はじめての学位論文

三楽病院で働いていた頃、齋藤先生に出会い学位の取得を勧められました。同時期に、月に1回大学の抄読会でも、ニューヨーク研修に行った先のドロシー・ラングさんにも学位をとるようにと勧められました。3人の師匠のおことばにより、私は東京大学母性看護学・助産学教室で研究を行い、修士と博士の学位を修めました。助産師は、世界的にも医師におされ気味で、準絶滅危惧類に属しています。絶滅しても、いつでも女性のために戻れるよう、助産師の信念、技、哲学は残したいと思い、それには研究という手法が適しているとも思いました。勧めに従い、研究を学ぼう！助産を証明しよう！とワクワクしながら進学しました。しかし、一生ものの目の下のくま、歯肉の炎症（歯槽膿漏といいたくない）による奥歯の喪失は、学位と引き換えに得たもの？失ったものです。そんな中、兄から、臨床助産師のように命を預かっていないでしょう?といわれ、そうだそうだ、と諦めずに進められました。結果、助産師に研究力という新たな力を得、次世代に教育でき、学生たちがお母さん方のために何かしたいと、旅立つ姿はすべての苦労を消すものです。みなさんと、そして齋藤先生との出会いに感謝!!

（松﨑政代）

研究の楽しさと発表しまとめることの大切さ

昭和54年、宮崎保健師助産師専門学校の助産担当の専任教員になり、55年に地区診断の一環として宮崎県清武町の青年たちを対象に性意識・性行動に関する調査研究を行いました。これは我が国の性に関する調査のはしりでした。その一年後、国立公衆衛生院（現国立保健医療科学院）の先生が性行動に関する大規模調査を実施して、雑誌「公衆衛生」に発表したのです。当時の保健師教員であった同僚が「益子さん、先をこされたね。私たちがはやかったのに……」と、悔しがったのを覚えています。手元に資料はあっても論文として発表してはじめて他者に伝えることができるのです。記述して発表することの大切さを実感したものです。その後、未婚女性や妊産婦を対象に母性愛の研究をして母性愛は幼少期からの小さい子どもの世話をする経験や関わりから形成されていくものであることを明らかにすることができました。この研究はまとめ直して慶應義塾大学の卒業論文として提出し、人間関係学士を取得するのに繋がりました。

今でも、手がついていないデータがあります。丁寧に分析して一つでも多く発表しなければ、明日といわずに、今日から手掛けなければと思うのですが。

実践から研究の種を拾う

青年海外協力隊の助産師隊員として東南アジアのラオスで活動していた2004年のことです。ラオスで広く実践されている産後の慣習が、女性の健康に影響を及ぼしたのではないかと思われる事例に遭遇しました。

ある女性が自宅出産後に体調を崩しましたが、行動制限を伴う伝統的な慣習を実施中だったため、家族が病院に連れて行くことができずに亡くなったのです。女性は私の赴任先の病院の近くに住んでいました。妊婦健診でいつも元気な顔を見せてくれていた女性で、後期には「そろそろね」と声をかけると、若い女性らしい、はにかんだ笑顔を見せてくれたのを覚えています。亡くなったという報告に大変驚き、同僚とすぐに家庭訪問に行きました。その頃のラオスでは、妊婦健診は医療機関や保健センターで行っていても、出産は自宅でするのが一般的でしたので、その方も「自宅で出産し、元気にしているかな」と、思っていた矢先でした。

日本で近代助産学を学び助産師として働いてきた私は、出産と文化に関連して起こった死亡事例を目の当たりにして、茫然としました。そして悲しい気持ちが沸き起こると同時に、「なぜ、この女性は亡くなってしまったのだろう」という強い疑問を感じました。この女性の死亡の理由は明確には分かりません。伝統的に行われる産後の慣習がそれにどこまで関与していたかも不透明です。ただ、女性の家族が「慣習が終わる翌日には病院に連れて行こうと思っていたけど、その夜に悪くなってしまった」と、語ったのに対して、私は何も言うことができませんでした。女性にとっては「慣習を実行すること」、そして家族にとっては「慣習が実行できるように整えてあげること」が、地域の文化としてとても重要であることもよく分かっていましたから。

私は、産後の慣習という伝統的文化的な事象に対する関わりの難しさを経験して、自分がこれまでに助産師として使っていた「ものさし」では測れない事柄が存在することを知りました。そして、この、異文化での実践活動の中で沸き起こった一つの大きな「なぜ」という問から、私は、産後慣習といった文化的な事象と出産や育児に関する研究に取り組むことにしたのです。

（佐山理絵）

はじめての学会発表

病院勤務をしていたときに日本母性衛生学会で発表したなぁという記憶から医中誌で検索をしたら、それは確かに出てきました。私がはじめて学会発表をしたのは、「出産の満足に関連する要因について」というテーマの研究でした。正直、どのように研究をしたのかそのプロセスはまったく記憶にありません。抄録を見ると、３００名を対象に質問紙調査をしたことになっています。その資金は一体どこから得たのかも思い出せません。共同研究者を見ると、もしかしたら研究計画を立てたのは私ではないのかもしれないと思い始めました。ちょっと混乱しながら、この原稿を書いています。でも確かに、私がファーストオーサーになっています。

当時、学会発表はポスターではなく、すべてオーラルでした。もちろん、パワーポイントもありません。今はほとんど使われなくなったスライドを作成したことを思い出しました。スライドは自分では作成できず、病院の図書室を通してスライドにしてもらったように記憶しています。カラーではなく、ブルーのバックに白字です。一度作成したら基本的には修正はききません。そんな時代でした。

今はとっても便利な時代になりました。プレゼンテーションの技で説得力ある結果を示すことも可能です。さらに統計処理をするソフトも充実しています。より良い研究ができる環境になっているなと感じる一方で、倫理審査が厳しくなっています。

本当に良い研究をする努力を怠ってはならないと気を引き締めていきたいと思います。

（松永佳子）

学会発表の後にも楽しみ

私の勤務する病院では、年に一度学会参加費や旅費・宿泊費の補助があります。学会発表で神戸に行くことになり、とても緊張したのですが、タダで学会に参加できるということにとても浮かれてしまいました。そして、学会発表を終えた後、自分たちのご褒美に研究メンバーと奮発して神戸牛を食べに行きました。旅費と宿泊費がかかっていないので、食費にしっかり費やす余裕があります。贅沢にいただいて感動！味を占めてしまいました。研究をまとめた達成感だけでなく、おいしいごちそうも食べられる。これも研究を頑張るモチベーションのひとつになってしまっています。動機は少し不純ですが、楽しみは多いほうが頑張れるものです。研究協力者の方々に感謝し、成果の還元を心に誓いながらいつもおいしくいただいています。

（得松奈月）

国際学会での発表

国際学会にはじめて発表したのは、日本の横浜で開催されたアジア・オセアニア性科学学会に「中高年女性の性意識と性行動」を発表したときです。婦人科外来に受診した女性を対象に夫との関係や性生活に関する調査を行いまとめてポスターで発表しました。

まず日本語でポスターを作り、それを英語に直して、専門家に見て頂いて修正したものを当日持参し、所定の時間にポスターの前に立ち、質疑に応えるというものでした。共同研究者に助けられながら、発表を終えました。初めてで緊張しましたが、最終日にposter Awardsを頂き、大変うれしかったのを覚えています。

その後、国際助産師連盟大会（ＩＣＭ）に、助産師職能委員会としてブースを設けて発表したことが２回、単独でポスター発表が２回、

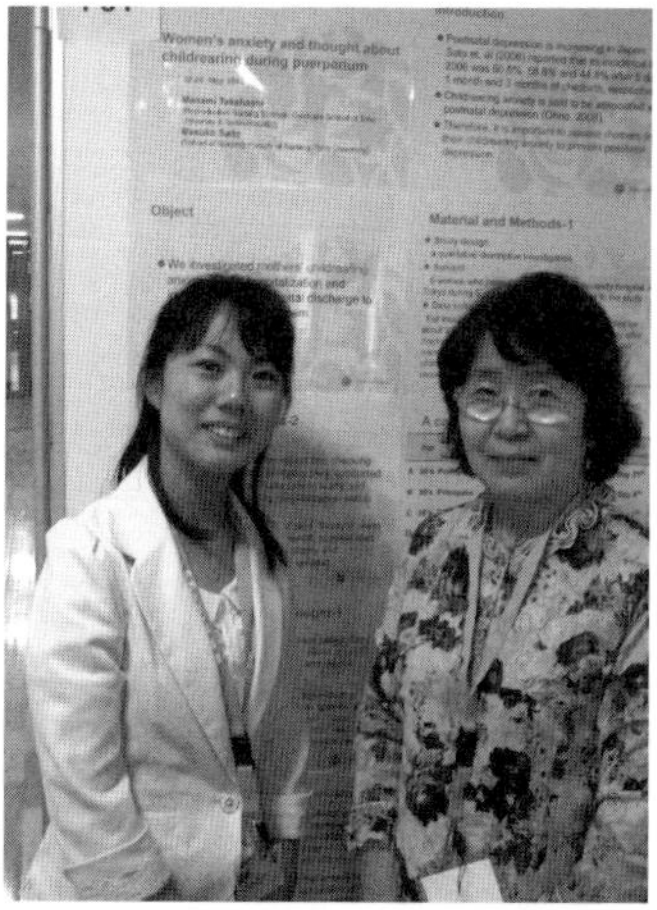

国際女性心身医学会で高橋愛美さんの発表後

ヒューストンで開催されたNANDA-Iにて発表、ベルリンで開催された国際性感染症学会での発表、国際女性心身医学会、国際性科学学会などを経験して、国際学会でのオープンな雰囲気がすっかり気に入りました。国際学会は研究発表のみでなく、研究者の交流の場で、自由に意見交換できる雰囲気があります。一度、国際学会で発表すると、国内での発表が物足りなくなるから不思議です。

研究はVW、そして楽しく

研究は何のためにするのでしょう。それは新しい知の創造を目指して研鑽することであり、そこから新しい知見を得るためです。そして学会誌の使命は、それを会員に知らせることにあります。新しい知見とは、「誰もが見ている現象をみていて、誰もが気づかないことに気づき、それを明らかにしていくこと」から導き出されます。ノーベル賞を受賞された山中伸弥教授の知的生産性を支えているものは、「VW」であるとのことです。Vはビジョン、Wはワークハードの頭文字で、「長期の展望を持ち、それに向かって努力を重ねれば自然に結果はついてくる」と、いうのが山中教授の唱える「VW理論」だそうです。先生がビジョンをもって、それを解明するために実験を繰り返されてこられた成果がiPS細胞の発見に繋がったことが分かります。皮膚から新しい細胞ができるなんて、誰も考えない、そんなことはあり得ない、と思われていたところから、新しい発見にたどりついた訳です。しかも、このプロセスを楽しみながらされています。

皆さん、研究は楽しいですか？「とんでもない、とても大変です」と、思われている方が多いのではないでしょうか。研究というと、何故か、難しいこと、大変なこと、と思われがちです。しかし、一度、この面白さを知ると、すべての現象を見る目が変わってきます。いつでもどこでも、臨床現場には豊富な材料が転がっているのです。どこにいてもビジョンをもち、楽しくそれを追求していくことの積み重ねから、新しい知見が生まれてくるのです。小さな研究の積み重ねから、大きな展望に繋がる研究まで、自分の熱い情熱を傾けて取り組んでみると、そこには高い満足感が得られるものです。努力という土台には美しい花が咲きます。研究の積み重ねが多くの知見を創造することになるのです。

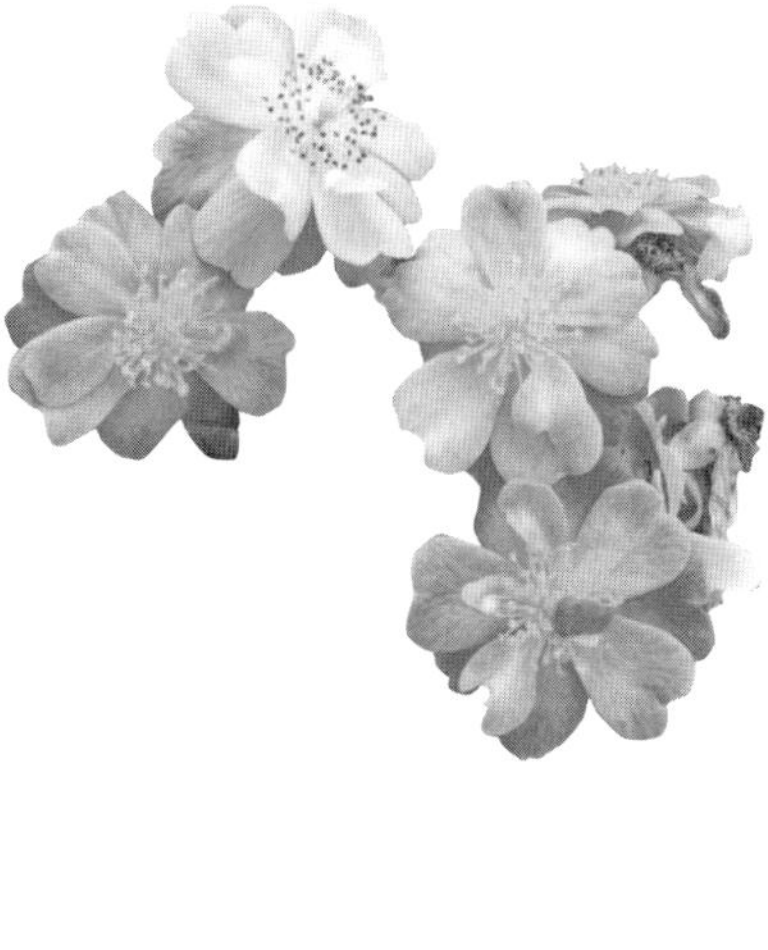

17 海外研修

諸外国の産科事情とリプロヘルスに関する視察研修

わが国の周産期医療の在り方や助産師の役割を考えるためには、国際的な視野を持つことが大切です。そこで、２００８年から毎年海外の産科事情やリプロヘルスに関する視察を企画して助産師の仲間や大学院生を誘っていました。２００８年はフィンランドとオランダに行き、世界的に有名なシベリウスとの音楽の出会いがありました。２００９年はドイツとフランス、２０１０年はスウェーデンとノルウェー、２０１１年はポーランドとチェコ、そして、２０１２年はロンドンを訪れています。その後、プラハやカナダでのＩＣＭ大会への参加や、NANDA-I の世界大会がヒューストンであり参加しました。一昨年は所属する大学の国際助産学特論の一環として韓国に行き、今年度はニュージーランドを訪問しました。

企画する段階では、新しい文化に触れ、さまざまな人との出会いを期待して胸がたかなります。そして、一緒に行くメンバーとの交流も楽しいものです。韓国はお隣の国ですが、隣から日本を見上げると何ともキラキラ輝いてみえます。日本の良さをしみじみと感じ、韓国人が日本に対して妬ましい気持ちを持つのがなんとなくわかるような気がしました。２０２０年は、インドネシアバリでＩＣＭがあります。多くの国の助産師たちとの交流が楽しみです。来年はもう一度行きたい国としてスウェーデン・ノルウェーを考えています。

ドイツ・フランス研修

2008年8月、少子化対策が成功した国のフランス、立ち遅れているドイツで研修をする機会を得ました。同行するメンバーである産婦人科医である木村先生からドイツの文化を学ぶ事前学習から研修がスタートしました。成田からエアフランスでパリに、パリでは乗継便に乗り遅れてしまうというハプニングがありました。しかし、木村先生が大活躍され、無事にフランクフルトに到着することができました。

ドイツでは、教育委員会、ダイレクトエントリーで助産師を養成しているミュンヘン大学を訪問し、ドイツの子育て支援、助産師教育の現状について直接話しを聞くことができました。

当時、ドイツは少子化対策が功を奏していない時期でした。その背景として移民を多く受けて入れているがゆえの課題があることが上がっていたことを覚えています。担当者が「たとえ移民であっても我々は子どもの幸せのために活動している」といった一言が印象的でした。私たち助産師も母子のために活動していると胸を張って社会にいえる活動をしていきたいと思いました。

ドイツでは助産師教育はダイレクトエントリーと日本同様に看護師資格を得てからの教育があるそうです。学生のうちに分娩介助は50例、妊婦健康診査100例と日本とはまったく異なることに驚きましたが、ある意味「労働力」になっているようにも感じました。

フランスでは、「パリの女は産んでいる」の著者である中島さおり氏のお話を聞きました。日本との比較をしながらフランスの現状を聞くことができました。日本でいう「事実婚」であっても社会保障が受けられること、育児休業の際の賃金が一定程度保証されること、保育園が充実していることが出生数の増加につながっているというお話を聞き、中途半端な日本の政策を「残念」に感じたことを覚えています。

２０２０年、日本の少子化が更に進んでいます。私たち助産師は、生み育てたいと思える社会となるように日々のケアを着実にしていくことが大切だと思っています。

（松永佳子）

ニュージーランド研修旅行に参加して

旅行好きの私にとって研修旅行の醍醐味は、観光もして研修もできる一石二鳥というのが嬉しいです。そして、助産師として働く中で諸外国の助産師教育や産科施設を見学するのも助産師としての研鑽を積むの

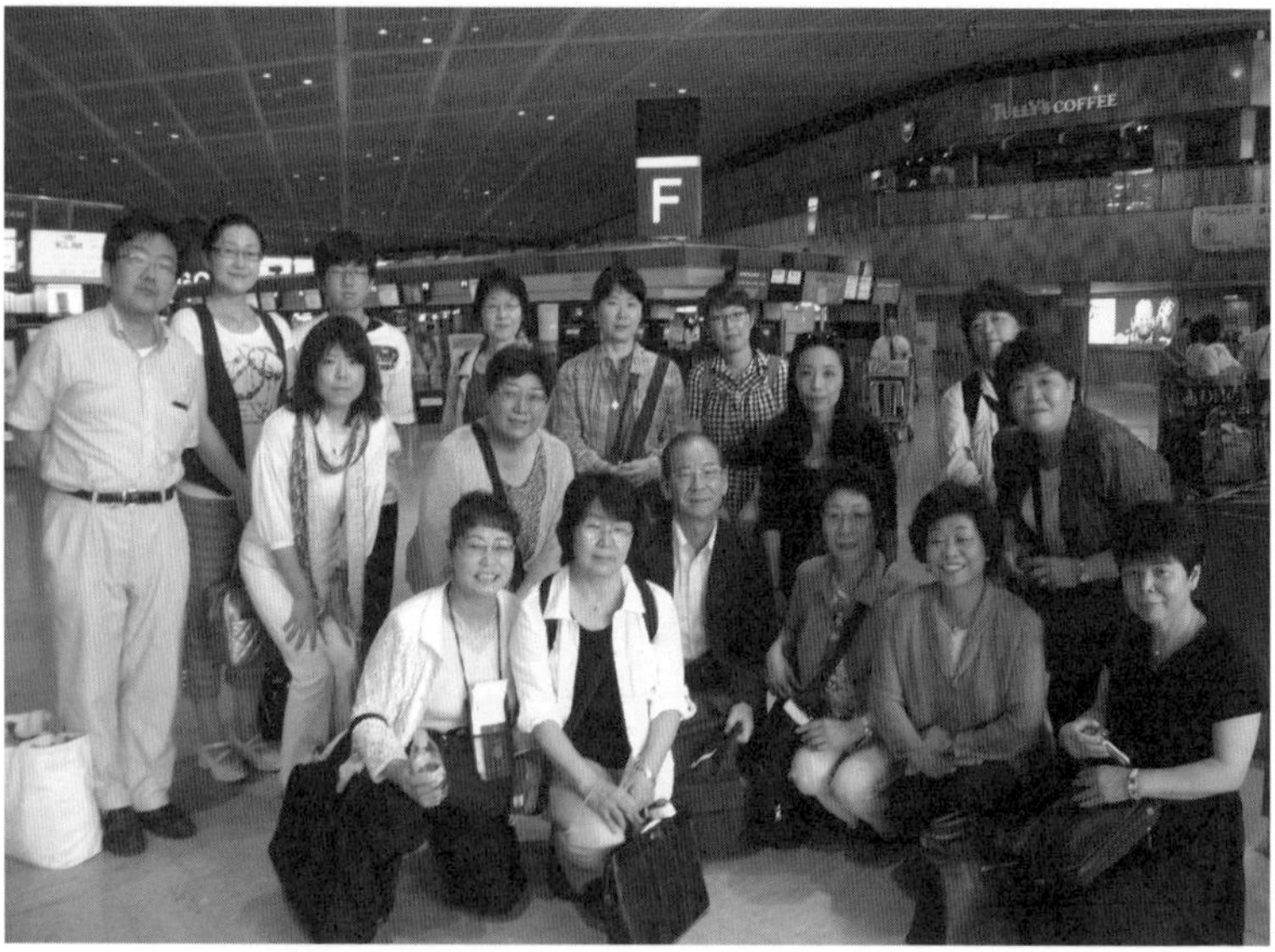

ドイツ、フランス研修のメンバーと

には大切な機会であると私は感じています。齋藤先生の企画で2011年からイギリス、チェコ、韓国など海外研修に参加させていただいていますが、今回は一番最近の2019年12月のニュージーランド研修について紹介します。ニュージーランドはMy助産師制度で、妊婦自身が自分で助産師を選び、妊娠から産後まで継続して同じ助産師に診てもらうことができるというのが大きな特徴です。また、妊婦健診では異常がなければ医師と対面する機会はほとんどなく、日本でいうと助産院で診てもらっているような感じでした。

また、見学したバースケアセンターでは、その施設に登録している助産師に直接、ニュージーランドの分娩について話を聞くことができました。その方はイギリス人だったのですが、産婦さんの力を信じて、できる限り自然なお産を進める助産師魂の熱い方でした。諸外国では無痛分娩が多いにも関わらず、このような助産師魂の熱い方の話を直接聞くことができたのは、とても刺激になり、日本で無痛分娩が増えつつある現代で助産師の想いを聞くことができたのはとても貴重な時間でした。海外研修に参加すると日本の良いところや、良い意味で変化が必要なところが見えて、自分の助産の想いを見直す良い機会になると思います。今後もこのような機会があれば参加したいと思います。

（高橋愛美）

スウェーデンにおける助産師活動

私は2010年8月に8泊9日で、性と生殖に関する研修（リプロヘルス）を目的に欧州研修旅行に参加しました。目的地はスウェーデンとノルウェーです。スウェーデンでは、ストックホルムにあるノーベル賞晩餐会が行われる市の庁舎を見学し、カロリンスカ大学、スウェーデン助産師協会、MAMA MIA を訪問、スウェーデン性教育協会・青少年クリニックを視察し、ノルウェーでは、リクスホスピタルや世界遺産であるフィヨルド遊覧をしました。今回は、スウェーデンの助産師教育と実践活動を紹介します。スウェーデンの助産師教育は看護師資格取得後の修士課程に位置付けられており、カロリンスカ大学では、看護師として最低2年以上の実務経験を終えた後に1年半の教育課程で実施されており、セメスター制になっているため学びやすく、卒業要件は最低１００例以上の妊産婦ケアや、50例以上の分娩介助となっていて確実な知識と技術を習得することが目標になっていました。スウェーデンでは、学生時代から基本的な実践能力の獲得を目指しており、分娩介助が10例程度のみで、妊産婦ケアについての要件はないわが国の助産師教育との違いを感じました。そのような教育を受けているので、助産師の専門職意識は強いものがあります。訪問した MAMA MIA は、私立の組織でしたが、助産師が母と新生児にヘルスケアを行っている施設で、日本の助産院のようなきめ細かなサポートがなされていました。

スウェーデン助産師協会で印象的だったのは、助産師の使命として、「妊産婦が住む場所ならどこまでも出向く。たとえそれが、雪深い場所でも！」と、いうキャッチでスキーを履いた助産師の写真が飾られておりました。世界中どこでも、助産師は、妊産婦や女性のためにサポートしていく熱い姿勢は変わらないことを認識しました。この研修を通して、海外の異文化や教育内容を知ることで、現在の日本の状況を確認し、改善することを考える視野が広まったと思います。今後も機会を作り、さまざまな国の状況を目にできたらと考えております。

（大澤豊子）

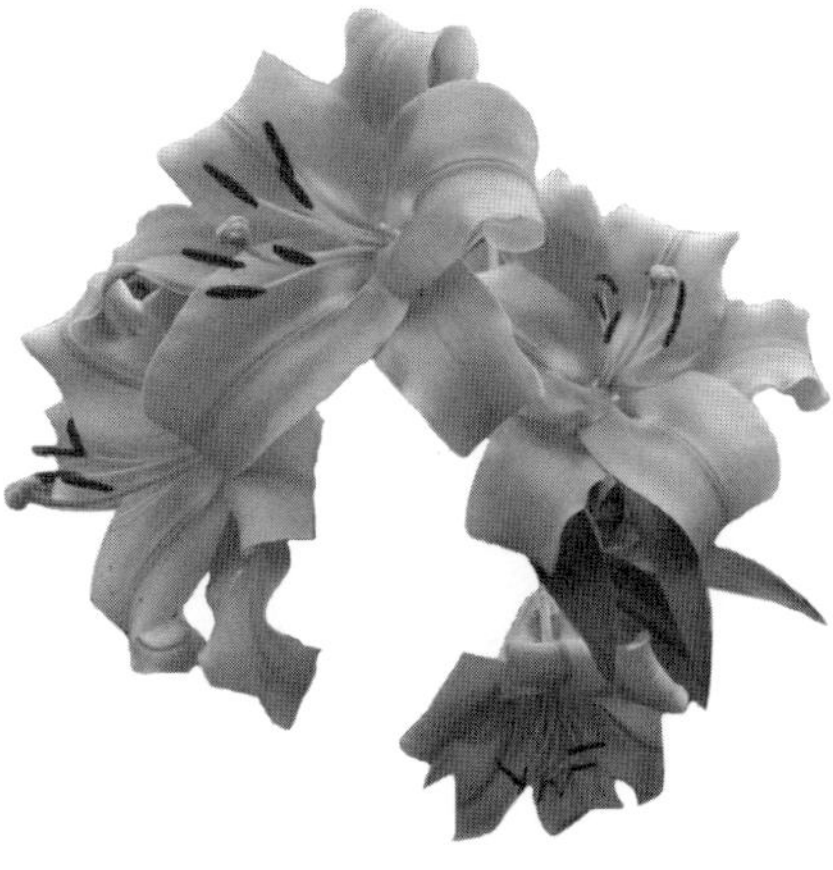

18 社会活動

性感染症予防教育

誰も自分が性感染症になるなんて思わずに初交を経験します。大人たちは「セックスデビュー」ということばをつくり、初交を美しい体験としてのイメージにしています。すべての子ども達の初交体験が素晴らしい体験であればどんなにいいでしょう。少なくとも中学生や高校生の初交体験はそんなに華々しく祝福できるものばかりではありません。特に女子にとってはそれがその後の人生に大きく影響することもあります。ある高校1年生が妊娠を疑って受診しました。その結果、彼女は妊娠と共に尖圭コンジローマだったのです。「どうすれば性感染症を予防できるのか」「どうすれば妊娠しないのか」、この二つの課題について、初交を経験する前に知っておいて欲しいと思います。

2017年以降、若い女性の梅毒の感染者が増加しています。日本では撲滅されたはずの梅毒が何故増加しているのか。多くの専門家たちはこの謎を解くのにあらゆる角度から検討しています。その原因の解明がなされないままに、梅毒感染者は増え続けているのです。

日本性感染症学会では、梅毒の診療ガイドを作成し、一般医科や国民に対する啓発活動を始めました。性感染症は、性交に伴って感染が拡大する疾患の総称ですが、性行為は極めてプライベートな行為であり、理性では危ないとわかっていても、感情に身を任せてしまう者も多いのです。強い性衝動が湧いたとき、理性でそれをコントロールすることができる強い意志が求められます。そのため、教育啓発活動は強い意志を育て、価値観や理念を醸成するための関わりが必要であり、幼少期からの教育が重要になります。特に、自分の欲求を自制できる心を醸成するために、我慢する経験をさせる必要があります。子どもかわいさのあまり、スキなことだけさせていては育ちません。根気強く物事に取り組み、努力した結果で成果を得る喜びや、我慢した結果、待ちわびて欲しいものを得る喜びは、忍耐力を育て、満足感も高くなります。このような親の育児姿勢や教育姿勢から、子どもは作られていくのです。

性感染症の代表的疾患であるクラミジア感染症は、高齢者に比較して若年者が感染しやすい状態にあります。若者は性器が未熟で傷つきやすく感染しやすいことを理解させ、性交の開始時期や確実にコンドームを用いた予防行動が取れるように知識を習得させておくことが大切です。性感染症は、「生活環境汚染的流行」と言えるほど拡大しています。その予防は対症療法的なコンドーム教育のみでなく、まず豊かな人格の完成を目指す人間教育が必要です。発達段階を踏まえて生殖性、連帯性、快楽性の性の三側面を真摯に語り、家庭、学校、地域が連携して、次世代を担う若者に健全な人間形成の糧となるような性教育をすすめていく必要があります。

子育て支援

２０１２年３月、小児看護の教授が育ててきた約20年の歴史がある子育て支援の会を引き継ぐことになりました。会の存在は知っていたものの、活動に参加したことはありません。そんなわたしが運営できるかとても心配でした。なぜなら対象は低出産体重で生まれた2～3歳のお子さんとそのご家族であり、わたしには何のノウハウもなかったからです。

どのように会を運営したら良いか先が見えない状況に藁をもつかむ思いで、周産期人材育成でご縁を頂いた先生に相談しました。ご縁を大事につないでいくことで、助けてくれる仲間を増やしていくこと、人脈を育てていくことの大切さを実感したときでもありました。

会を運営するためには、人材を確保すること、プログラムを検討すること、そして参加者をリクルートする必要があります。コアメンバーは、看護学部の教員、臨床心理士、そして保育士で構成しました。コアメンバーと打ち合わせをしながら、年間スケジュールを決定し、物品の準備、そして学生ボランティアの募集など着々と準備を進めていきました。

丸一年の準備期間を経て、8家族のご参加を頂きスタートすることができました。会は月に1回、第四土曜日に開催しています。季節に合わせた親子あそびを行い、その後、親御さんたちは、「子育てちょっと一休み」と称した茶話会に移動します。茶話会の間は、子どもたちは学生ボランティアと一緒に過ごすことになります。4月は親御さんと離れたお子さんたちの中には、「助けて～」とばかりに泣き叫ぶ子もいますが、7月になると子どもたちは学生ボランティアと一緒に遊べるようになります。子どもの適応力を感じる場面です。

2012年に引き継ぎ7年が過ぎました。初めてあったお子さんたちは小学校3年生、今でも年1回、七夕祭りには参加してくれます。継続していくことが楽しくなるひとときです。

（松永佳子）

はじめての出版

メディカ出版の夏季増刊号として「ひろがる助産婦活動―いま、こんなに求められている私たち」を編集したのは、1999年のことです。東京で仕事をするようになり、多くの助産師さんとの出会いがあり、実に助産師はさまざまな場所で、さまざまな取り組みをしていることを知りました。地域も含めて妊産婦や女性に細やかなケアを提供していますが、それは決して華やかなものではなく、とても地道な活動なのです。これらの地道な仕事をしている助産師に光を当てたい、助産師はこんなにも素晴らしい仕事だということを皆さんに伝えたくて企画しました。この静かな目立たない人がこんなに素晴らしい仕事をしていることを紹介するための企画書は、採用されて、出版することができました。

原稿を通して多くの助産師と出会い、感動する本が出来上がりました。助産師は「助産及び妊婦・産婦・じょく婦の保健指導を業とする」と法的に認められていますが、それ以外の分野でも活躍している助産師はたくさんいます。増刊号は約80名の助産師の様々な活動を紹介することができ、若い助産師の手にもとどけられました。その約10年後に、続編として「未来に広がる助産師活動―私たちだから、できること」を出すことができました。これらの編集を通して本を作ることのすばらしさを実感しました。

19 学会活動

学会の設立

研究成果を発表する場として日本母子看護学会を設立したのは、２０００年のことです。この学会は今年で20周年を迎えます。

学術集会は研究者が積み重ねて研鑽した成果を発表する場であり、それぞれの研究者が意見を交換する機会になります。当時、東邦大学では大学院修士課程の準備を進めており、私はリプロヘルス看護学分野の研究指導を担当することになっていました。修士課程を修了した院生の研究成果を発表する場として学会は重要ですが、当時は日本母性衛生学会、日本助産学会のみしか発表する場がなかったので、母子看護学会は、修士課程を修了した助産師たちの研究成果を公表するのに身近な学会として設立しました。

役員として、当時の東邦大学関係の助産師の教員、

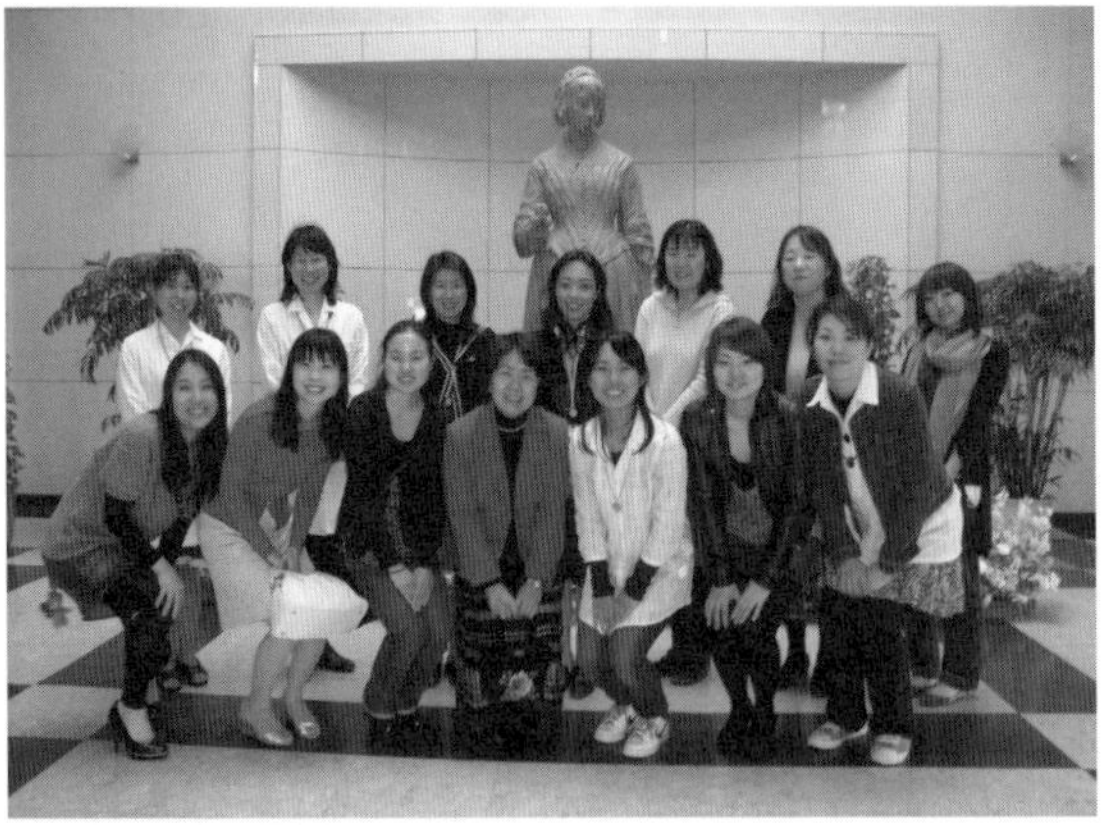

東邦大学修士課程修了生と共に

日本看護協会の助産師職能の仲間、実習病院の師長さんたちに理事になって頂いてのスタートでした。大学院がスタートして、院生が修了する時期には、原著論文を投稿することができました。当時は理事の指導した院生の修士論文が多く掲載されましたが、今日では、関係者以外の会員も増えて、原著論文も多く集まるようになり、学会誌も電子ジャーナル化して発展しています。反面、少し格調が高くなり査読がきびしくなって、学部の卒業論文などは気軽に出せなくなってしまい残念です。

同じ時期に平行して設立したのが、東邦看護学会です。こちらも最初は東邦看護研究会としてスタートし、平成23年に学会としています。初代の理事長を2年務めましたが、退職を機に理事長職を譲り、現在は東邦関係者の集う学会として落ち着いています。

平成30年からスタートした日本助産診断実践学会は、今年で3年目になります。こちらは助産診断・実践研究会として長い歴史があり、「マタニティ診断ガイドブック」と「実践マタニティ診断」を医学書院から出版して版を重ねておりますが、学会はまだスタートしたばかりです。

これらの学会は、法人化するのは次の課題です。そのためには会員を募り、財政的基盤を作る必要があります。助産学に関する意見交換する場として、また新しい助産学の知を生み出す場として、これからの発展のために尽力していきたいと思っています。

学会との関わり

私の助産師道のはじまりは医療短期大学母子専攻科でした。今から約18年前のことです。臨床で看護師として働いていたころは、看護業務に追われ、プライベートも忙しく、病院での勤務以外にも日々勉強が必要、と頭では理解していてもなかなか積極的に取り組むことはできませんでした。しかし、助産師という仕事を目指し、一度社会に出てからの学生生活はとても濃厚で充実していた1年間だったと振り返ります。その一年の間の多くの学びのなかに学会参加という自分にとっては今までにない経験がありました。学会に入会するのもはじめてで、いくつかの学会に入会はしましたが、特に平成13年に東邦大学母子看護研究会として発足し、その後、今年20周年となる日本母子看護学会は私にとって学会活動の基になっているものです。学会に参加することは貴重な出会いがあったり、新しい情報を常にキャッチすることができたり、その情報を自己の課題や今後の助産師としての活動に活かすことなどさまざまなスキルにつながる機会となります。2回目の学生にしてやっと、学会ポスターがあれば目に留まり、テーマやプログラムをみては、参加してみたい、と意欲は徐々に増していったように思います。

その後、助産師になって数年が経ったとき、はじめて入会した学会の役員として庶務を担当させていただくことになりました。庶務は、学会の会員数や学会運営に関する会計のこと、理事幹事会の開催やその中で学術集会の準備もすすめていきます。学会参加をしていた立場から、学会の事務局側の目線となると、今後医療職として日本の母子によりよい関わりをすることとはどういうことか、私たちに何ができるのか、臨床助産師のニーズは何か、など課題は山積みであり、今では学会の運営に携わる責任と重みを常に感じています。まだまだ、発展途上の自分自身ですが、助産師として意識を高め成長していきたいと思っています。

（志村智絵）

学術集会の運営を行って

東京から何も知らない土地、宮崎に来て2年目の夏、私は宮崎で第36回日本思春期学会の運営事務局のメンバーとして学会開催の運営を行いました。この年、開校したばかりの別科助産専攻に学生を受け入れ、私としては本分の教員としてスタートしたばかりですべてが試行錯誤している中で、学会運営というこちらもはじめての仕事で身も心も凄く大変で、週末突然東京の実家に帰ったこともありました。私たちの運営事務局は学会開催の運営会社を利用せず、ほとんどすべてを自分たちで作業を行っていました。当日の運営のために何度も会場に足を運び、参加登録の事前受付、抄録集の編集、さまざまな業者の方、参加者の方からの問い合わせ対応、そしてお金の管理と仕事はさまざまでした。これらのことを主に東京にいる事務局2人、宮崎の事務局3人の合計5人で行いました。

この学会運営で役割分担はしていましたが、事務局メンバーが地理的に遠いためお金の管理以外、私は大体のことは把握し、仕事をしていたかと思います。そのため、途方に暮れる暇もないくらい忙しかったです。そのとき、宮崎に来て右も左も分からない私をいつも助けてくれたのが、大学の助

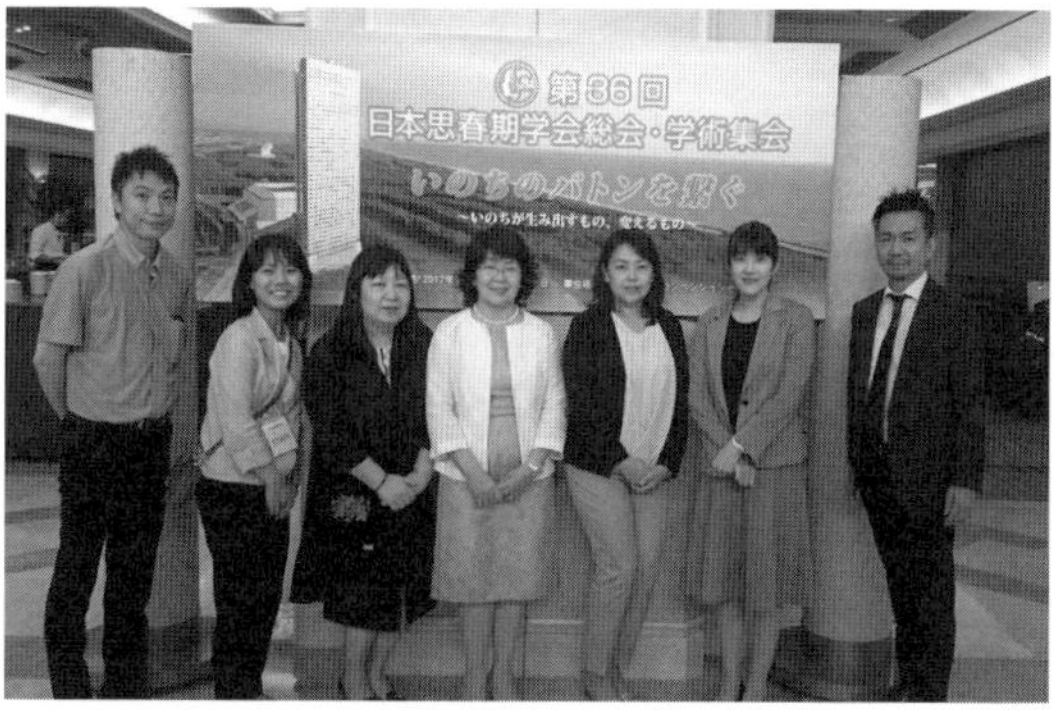

第36回日本思春期学会を終えて

手室の5人の先生方でした。先生方は、細かい作業から書類送付の封筒作りの雑務に至るまで本当に何でも快く引き受けてくださり、助けていただきました。

そして何よりこの5人の運営事務局メンバーは、大会長である齋藤益子先生を筆頭に濱嵜真由美先生、志村智絵先生、岡潤子先生がそれぞれの役割を把握し、毎日連絡を取り合い、逐一状況報告をするなど、連携が取れていたからこそできたことだと感じています。また、当日は東京から駆けつけてくださった先生方もたくさん手伝ってくださりました。そして何より、九州の中でも交通の利便性が悪く、宮崎県民以外はほとんど飛行機で宮崎入りするような場所での開催にも関わらず、770名以上の参加者がいたことは本当に嬉しい結果となりました。また、会場ロビーの床から天井までのとても大きい窓から眺めることができた宮崎のあの青い海は、すべての苦労を癒してくれた偉大な海でした。

（高橋愛美）

はじめての編集委員

病院勤務の助産師から大学の教員となって大きく変わったことは、やはり机に向かう時間、つまりデスクワークの長さだと思います。私自身のアイデンティティは助産師であることに変わりないのですが、業務が大きく変わったことに慣れるまでにどれくらい時間がかかったのか、今となっては思い出すことができません。病棟助産師よりも大学の教員歴の方がいつの間にか長くなっています。

デスクワークの中で、特に集中力を要する仕事に学会誌の編集委員の仕事があります。たぶん、病院勤務の助産師を継続していたら経験できない仕事であると思います。編集委員の仕事は、①投稿された論文に目を通す。②論文の内容からピアレビューしてくれそうな方を学会員の中から査読者として選択し依頼する。③査読結果を著者に返却して、再投稿を待つ。④再投稿された論文に目を通して、再び、査読者に再査読を依頼するという仕事です。これは、投稿された論文が、読者である会員によりわかりやすく、伝わりやすい論文と変わっていくプロセスです。その一端を担える編集委員の仕事は、助産の知を積み重ねていくことに寄与できることであり、とてもありがたいと思っています。

私が投稿した論文に対して、査読結果が届いたときには、どんなコメントがあるかなと、とてもドキドキします。そして大抵の場合、1週間位、頂いたコメントに向き合うことができません。ようやく、気持ちを切り替え再び、コメントを読み返すと、不思議と査読者が伝えたかったことを理解しようとする自分がいます。すると、もっと良い論文にできるかもしれないと、修正する気持ちになれます。

ときに編集委員として仲間である助産師に関わり、またときには研究者として頂いたコメントをもとに良い論文になるように努力する。両方の役割を今後も果たしていきたいと思っています。

（松永佳子）

学会誌の編集

自分が主催する学会では、初期のころは学会誌の編集もしていましたが、昨今は若手の理事が編集委員の仕事をしてくれるので、原稿を書くことはあっても、自分で学会誌を編集することはありませんでした。数年前に医師が理事長を務める日本生殖心理学会で、機関誌を作成することになり、編集委員長として創刊号を出すことになりました。この学会は、「生殖医療心理カウンセリング学会」として、生殖医療に携わる医師や心理職の会員が多い学会で、私は、前理事長が東邦大学の教授であったことから入会しましたが、看護職はそれほど多くはありません。そのジャーナルの編集をするという重責に最初は戸惑いましたが、引き受けることにしました。ジャーナル発行予定が、私が学術集会を主催した翌年であり、まずは学術集会で話してくれた先生方に原稿依頼をして大部分を埋めることができたのは幸いでした。初版から「必ず1本は英語の論文を入れる」ことをモットーに編集して、創刊号では英語の原著論文1本、原著論文3本を含めて全90頁の学会誌が編集できました。

「やったー」期限内にできて、分厚い冊子が届いたときの感動は今でも忘れることができません。これまでに編集したどの学会誌よりも、手に取った感動が大きかったのはなぜなのか、自分でもわかりません。理事長からのお褒めのことばを頂き、本当に嬉しくて、子どものように出来上がった冊子を抱いて寝たいほどでした。

このジャーナルは、年2回の発行となっていて、毎回の編集が大変ですが、第6巻になった今日まで、「英語論文は必ず1本」というノルマは守っています。

20 出会い

恩師と出会い開かれた助産師の道

私が恩師と初めて顔を合わせたのは、実は大学入試の個人面接でした。緊張している私に恩師から「緊張しているの？ 大きく深呼吸をしましょう。緊張していると本当に伝えたいことが伝わらないし、あなたのことば葉が聞きたいから」と声をかけられました。なんて素敵な先生だと感激したのを今でも覚えています。しかし、深呼吸で緊張が解け過ぎたのか、この後、大失態を起こしてしまったのです。この個人面接が少し変わっており、和食の配膳を実践したのですが、マイルールでお皿を配置し、更に漬物のような小さなナスを魚のお皿に乗せたのです。このナス、実は漬物ではなく、箸置きでした。こんな大きな失態をしたのですが、何故か合格通知がきたのです。振り返れば、救い

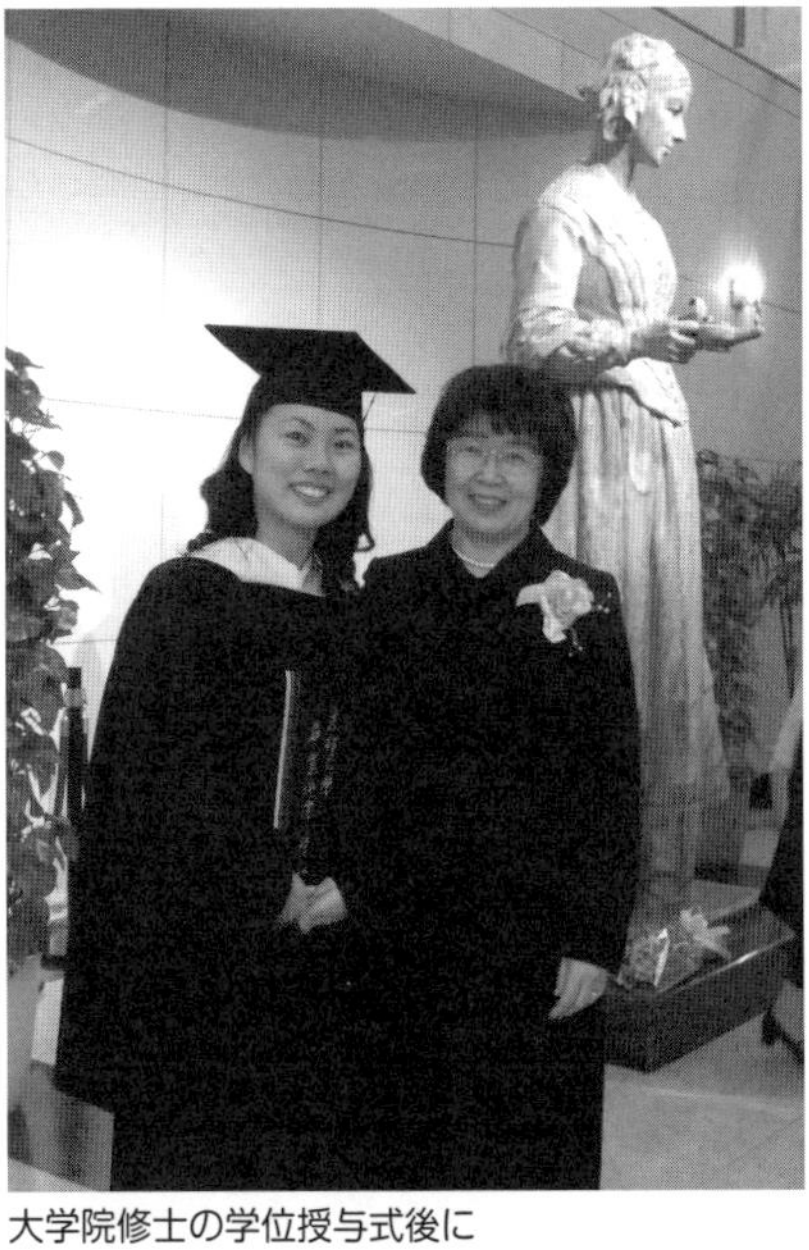

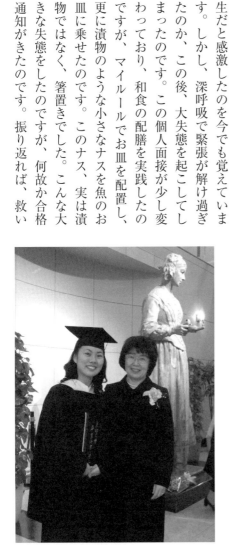

大学院修士の学位授与式後に

の手を下ろしてくださったとしか思えません。

それから数年後、大学4年生の卒業研究の際、私は第3希望の研究室になったのですが、私のテーマを研究するためには、第1希望であった恩師の研究室であるということで移動させてくださったのです。この移動は今だから言えますが、かなり奇跡的なことでした。ここからが恩師との関わりの始まりです。研究の仕方、論文のまとめ方など一から教えていただき、研究の楽しさを知ることができました。そして、私は看護師になってから助産師を目指そうと考えていたのですが、そのまま修士で助産師免許を取るコースに恩師が手を差し伸べてくださいました。

そして修士では助産学の学び以外に私は「助産の歴史」についてプレゼンを行い、卒業研究を学会で発表し、論文にまとめる機会をいただきました。ここでプレゼンや学会に参加する楽しさを感じた私に、恩師は修士論文を国際学会で発表することを勧めてくださいました。すると今度は海外で学ぶ楽しさを味わい、今も恩師と諸外国の助産師教育や産科施設を巡る研修に同行させていただいています。恩師に出会い助産師としての幅広い活動を学ぶことができました。私もいつか恩師のように学生に寄り添い、学生の思いにしっかりと目と耳を傾けられる教員になりたいと今は思っています。しかし、その前に助産師としての研鑽が大事ですので、まずは臨床で先輩の助産技術を学び、更に知見を広げるためにも恩師の研究室や学会に行き、常にアンテナを立てていること、これが大切だと感じています。勉強嫌いな私が仕事を楽しく、向上心を持って助産師を続けているのは恩師・齋藤益子先生と出会えたからです。


（高橋愛美）

生涯の師匠との出会い

私は博士課程進学に向けて悩んでいました。修士課程で看護管理学を専攻していたことから、現在は基礎看護学領域に在籍し、教育・研究を行っています。しかし私は、助産師であり、興味関心があるのも「セクシュアリティ」でした。私のアイデンティティが、母性看護学・助産学であることから、博士課程は必ずセクシュアリティが研究できる領域に進み、「セクシュアリティのパイオニア」を師匠として教授いただきながら研究したいと望んでいました。だが、私には積み上げられたセクシュアリティの研究業績が一つもない。「まずはそこからか……」と悩んでいると、私の研究棟の隣に、あの「セクシュアリティのパイオニア」が現れたのです!!

そう、そのパイオニアは、「齋藤益子先生」です。博士課程進学に悩んでいたちょうどその頃、齋藤益子先生が本学に着任されたのです。しかも、博士課程の学生を募集しているではないか……!! 驚きと共に、セクシュアリティの積み上げられた研究業績がない私は、恐れ多くもその門を叩くのに躊躇していました。

「どうせ断られるだろう」と、ダメもとでメールをお送りしたら5分も経たないうちに電話が……。

「齋藤ですけど、願書に印鑑を押すから研究室にいらっしゃい」が、初めてきいた先生のお言葉でした。それは、なんとも穏やかな声で、緊張の糸と今まで悩んでいたモヤモヤが解き放たれ、涙が出そうになったのを今でも鮮明に覚えています。

現在は、齋藤先生の博士課程の学生として、指導を仰ぎながら念願のセクシュアリティの研究を進めています。一般的に、「仕事と学業の両立」は大変だ!!とも言われますが、自分の研究テーマのパイオニアから指導をいただける喜びからか、毎日が楽しくて仕方がない。改めて研究することの喜びや楽しさを感じています。生涯の師匠と出会えたこの偶然?必然?に感謝しかありません。

（松山妙子）

三人の教授の教え

私は三人の教授に師事しました。A教授には、「どんなに些細なことでも、形（論文）にしないと財産（業績）は増えない」と教えられました。B教授には、鹿児島大学に転任する前に「仲間をつくるには、論文を書いてその人を共同研究者にすることである」と激励されました。C教授の教えは、「論文は、今ある（現時点での）材料で書け。あれこれデータを揃えてから書きますでは、結局論文は書けない」と言うものでした。これらの教えは今でも正しいと思っています。

（産婦人科医　堂地　勉）

ことばとの出会い

春は新しい出会いの季節。人との出会いもあるがことばとの出会いも意味があります。高校の頃に座右の銘としたことばは「他人の心をくみ取って行動を持って返せる人となれ」、看護学生時代は「少年老い易く学成り難し」でした。東邦大学では「人間の理想は真・知・善・愛・美の追求で、人のためということは自分のためであり、自分を完成することは人のためでもあるのだ」という額田晋先生のことばに出会い、それを目標としました。教育とは、教え育てることであるが、学習者と教育者の相互作用により成果は上がります。明日のよりよい社会は理想を求める若い世代の世界観から創られるのです。先に生まれた者は次の社会の創造に向けた努力をし続ける役割があり、自分の語ることばが次の世代に意味ある何かを伝えていくのです。親生命の継承を伝える立場から、思春期の子ども達に「人生には意味ある出会いが三つある。親との宿命的出会い、子どもとのかけがえのない出会い、人生を共にするパートナーとの運命的な出会い」であると伝えてきました。また、いじめの芽をつむために、愛する素晴らしさを「愛する人は愛される。周りの人に優しくしよう。優しいことは強いこと」と。ことばには癒し効果、自尊感情を高める効果があります。反面、ことばは凶器にもなるのです。

周りの方との良い関係づくりのために、相手の立場や心情を考えた優しいことばを愛のストロークを込めて伝えましょう。あなたに出会えてよかったと思えるようなメッセージをあなたのことばで。

人生の三つの出会い

人生には大切な三つの出会いがあります。「三つの出会い」は助産師として子どもたちに性教育をするときのキーワードの一つです。一つ目は「親との出会い」、親は命を授けてくれてこの世に生み出してくれた存在、妊娠出産で命を落とす女性が今の日本でも数十名いることを考えると、命がけで産んでくれた母親に対しては、無条件に感謝の気持ちをもってほしいと思っています。誕生日は「おめでとう」と言ってもらう日ではなく、母親に対する感謝の言葉、「ありがとう」という日なのです。二つ目の出会いは、「わが子との出会い」、子どもは授かりものなのです。天からの授かりもので、しばらくの時間を自分たちと過ごすのだと考えると、どんな子どもでも、授かりものなので、大切に責任を持って育てなければなりません。この二つの「親との出会い、子どもとの出会い」は、選ぶことはできない宿命的な出会いとも言えます。人として生きていくときに、宿命ともいえるわが子をどのように育てるか、このときの助産師の関わりは大きいとも言えます。

最後の三つ目の出会いは、人生の伴侶となるパートナーとの出会いです。これは運命の出会いだと思います。運命の神様は後ろ頭が禿げているとか。先手で前髪をつかまないと通り過ぎて行ってしまいます。運命の出会いは人生で三度はあるとのこと。失恋しても自殺などと考えず、そこから気持ちを切り替えて頑張っていると新しい出会いが必ずあります。子どもたちへのメッセージで「三回と言ってもらってよかった」失恋して落ち込んでいる生徒がいるから……」と、言われたこともありました。未来に生きる子どもたちには、夢が必要です。でも、50代の女性から、「私は今まで運命の人と一人も出会っていないけど……」といわれ、「それは通り過ぎるのに気づかなかったのでは？　一人くらいは残っていると思いますよ」と、苦しいフォローをしています。

パートナーとの運命の出会い

「人」という字は、だれかと支えあっている姿です。パートナー、重要他者ともいいますが、人間は本来群れて生きる生き物なので、他者との関係性のなかで幸せや愛を感じて生きています。助産師としてパートナーとの出会いを支援する機会は数回ありました。

Aさん30代後半でした。彼女との会話のなかで、ネットでの出会いの話をしたことがあります。私の話を聞いて、Aさんは早速ネットで相手を募集して、数回紹介されましたが気に入る人がいなくて、この人を最後に止めようと思って最後にあった相手は、50代前半の人でした。乗り気にならないまま会ったところ、お互いに一目で気に入ったそうです。相手の方は初めてのデートとして彼女を誘い、彼女もこの人ならとお付き合いがはじまりました。「僕はこの年まで、一度も女性を好きになったこともなく、お付き合いをしたこともなかった。なぜか君とは、しっかりお付き合いしたいと思えた。僕は君に逢うためにこれまで生きてきたのかもしれない」と、まじめな顔で言われたそうです。

それを聞いて彼女も真面目に相手の方とのことを考え、わずか、数か月で結婚しました。「子どもが欲しかったら、最低3日に1回は愛しあうといいよ」。私の新婦へのアドバイスどおりに生活したそうで、すぐに妊娠し、夫と共に赤ちゃんを見せに来てくれました。今では二児の母です。

21 助産師として伝えたいこと

ことばの重み

巻頭言を依頼されパソコンに向かっていたら、ある知人から「人生をより良くするためには、心の状態を前向きの状態にすることが先決─アンドリュー　カーネギー」というメールが届きました。2018年11月頃から定期的に届く今日のことばの一つです。数日おきに届くその日のことばに、単純な私はいつも深い感動を頂いていました。

最も嬉しかったのは、西郷隆盛のことばです。

「人を相手にせず、天を相手にして、おのれを尽くして人を咎めず、我が誠の足らざるを尋ぬべし」というものでした。自分の心の持ち方を叱責された思いでした。小さいことに拘らず、広く大きな立場からことの成行きをみて判断することの大切さ、周りの小さいことに流されず、天の声でことを判断するようにと諭された思いでした。極貧の家に育ち、「すべての民が幸せに暮らしてこそ日本国は強くなる」と信じ、人を愛し、国を愛し、見返りを求めない愛を与え続けた西郷どん。何度か島流しにされながらも、天のことばに耳を傾けて生きた結果、偉業を成し遂げることができ、歴史に名を残すことになったのです。

学会誌もさまざまなことばを世に送り出しています。わずかな文字の抄録であっても、世の中に公表されることで誰かの目に触れ、人に役立つ文字になるのです。数年前に書いた学会発表の内容を頼りに、不眠症に悩む一人の女性が訪ねてきたことがあります。そこに書かれている症例と自分の不眠症の症状が似ているとのことで面接を求めてのことでした。僅か400文字、それも当時の所属から変わっているので私を探し当てるのは大変だったことでしょう。良く見つけたものだと感心すると同時に、活字になることの意味を改めて考えさせられました。話す「ことば」は、口から出たら一瞬のうちに消えていきます。しかし、活字に残すことで、そのことばは永遠になるのです。研究という貴重な作業で得た成果も自分のパソコンの中だけで閉じ込めていたら、他人の目に届かず埋もれてしまいます。今まで温めてきたことばを開放して、公表しましょう。何らかの形で他者の心に響くことばになることを期待して。

高校時代、大切にしていたことばは「Don't Put off till tomorrow what you can do today!」でした。今は、多忙な中で遅くまで残業している同僚に「明日で良いことは、今日はしないで！」と言っています。

豊かなセクシュアリティと性の健康

すべての人々の「性の権利と健康」や「性の歓び」などを提唱した「モントリオール宣言」から十数年が経過しました。今日のわが国の国民の性の豊さは推進されているでしょうか。性と健康に関する最近の調査では、パートナーのいない20歳以上の男女は約40％といわれ、全体的にセックスレスが話題になっています。性行為はお互いの信頼の上に成り立つ行為で、相手のすべてを受け入れる深い関係性の基に行われる行為です。最近の若い男女には、「性交をするのが面倒」「関係性をもつのが面倒」という意識があり、これは動画やAVなど一人で性を楽しむ仕組みが豊富で、一人でいる方が異性といるよりも心地よいし、気を遣わなくてよい、という背景があるからのようです。本当に一人が心地よいのでしょうか。もしかしたら彼らは二人でいることの心地よさを体験していないのかもしれません。

本来、人間は、群れて生きる動物だと思います。他人との心地よい関係の最高のものがパートナーとの関係であり、性的行為ともいえるでしょう。大人になり、パートナーと出会ってカップルになりこの心地よさを知ると、肌の触れ合いが安心感を与えてくれるどんなに心地よいものであるか分るでしょう。最近、結婚の報告にきた3人の女性たちに共通していたのは、パートナーと一緒にいるときの安心感と心地よさでした。「朝起きたとき、隣に彼がいる幸せ、今までに感じたことのない安らぎです」と語ってくれました。人間は自分の身体にないものをお互いに求め合い、一つになることを求めます。「恋人よりも友達」「一人がよい」という人たちには、二人でいることの喜び、その深い愛の姿をもう少し真剣に見つめ直す必要があります。高校生になったら、異性との交際の仕方、愛とは何だろうと深く考える時間をつくり、友人たちと書物を読み、そこで語られている多くの愛と性について論じる時期が必要でしょう。そこから自分の生き方をみつめ、共に生きる存在の必要性に気づき、異性への関心が深まるのではないでしょうか。世代を超えてセックスレスが論じられていますが、これからを生きる若者たちにはもっと愛しあい、豊かなセクシュアリティを追求することに貪欲になってほしいものです。

モントリオール宣言での性の健康の要点

２００５年　第17回世界性科学学会での宣言

1. すべての人々の性の権利を認識し、促進、保証、保護する
2. ジェンダーの平等を促進する
3. あらゆる形態の性暴力及び性的虐待を排除する
4. セクシュアリティに関する包括的な情報や教育を広く提供する
5. 生殖に関する健康のプログラムの中心的課題は「性の健康」であるという認識を確立する
6. ＨＩＶ／ＡＩＤＳや他の性感染症（ＳＴＩ）の蔓延を阻止し、状況を改善する
7. 性に関する悩み、性機能不全、性障害の存在を認識し、それらに取り組み治療する
8. 性の喜びは幸福の一要素であるという認識を確立する

以上の宣言はわが国でも提唱されていますが、いまだ十分に認識されていません。包括的性教育が性の発達段階に併せて行われるように、関係者の努力を期待し、性器に接する仕事を業とする助産師は、マイノリティの性への理解、性感染症の予防など健康で豊かな性を生きるための支援を大切にしたいものです。

ボンディングを育てる

最近、実父母による子どもの虐待による死亡事件が続けて報道されました。一般的に母親は子どもに対して愛情を注ぎ、慈しみ、わが身よりも子どもを優先するものです。しかし、虐待する親は自分の子どもに対して愛情や慈しみの感情が湧かず、子どもを世話し、守りたいという感情が弱く、反対にイライラしたり、敵意を感じたり、この子さえいなければという思いになり、さらには攻撃したくなる衝動が出ている心理状態で、ボンディング障害といわれています。

子どもの虐待が増加している背景には、「ボンディング障害」の母親が増加しているのではないでしょうか。子どもに情緒的絆が感じられず、子どもに無関心なようすや、子どもを拒絶するようす、子どもに対する怒りなどがボンディング障害の症状であり、15～40％の母親にみられ、出産後から1週間以内に発症するとの報告もあります。ボンディング障害の要因にはパーソナリティと養育体験があり、パーソナリティの特徴はその時々の怒りの感情ではなく、特性としての怒りの感情（特性怒り）が影響しているようです。この特性怒りは、親自身が子どもの頃に親から受けた養育が大きく影響しており、親から十分なケアを受けていないか、過干渉である場合が多いとのことです。また、産後の母親の抑うつ状態や児の気質や行動上の問題、いわゆる育てにくさや夜泣きなどもボンディング障害と関連しているようです。パートナーとのアタッチメントがよくない母親や暴力を受けている母親も児とのボンディングが良くないとの報告もあります。

今日の社会はＩＴの普及によりことばによるコミュニケーションが不足しがちで、お互いに触れ合う機会も少なくなっています。「触れる」という行為は、お互いの心を感じる事ができ、最高のコミュニケーションでもあります。皮膚という臓器は大きな面積があり、全身を覆っており、触れ触れられる心地よさを感じる臓器でもあります。

豊かなボンディングを育てるために、眼と眼を会わせた会話や、握手やハグ、タッチングなど、子どもとの日常生活のなかで愛情ある関わりもてる母親を育てていけるように支援していきたいものです。

思春期の子どもたちの性の健康をめざして

「もしかしたら妊娠するかもしれない、もしかしたら性感染症になるかも……」女性の多くはそんな事を考えながらも「ＮＯ」といえず、初交を経験することがあるでしょう。しかし男性が初めて性交を経験する際に、「もしかしたら妊娠させるかもしれない、もしかしたら性感染症になるかも……」と考える者は多くはないと思います。高校生では「性交を経験してないなんて遅れている」と考えて安易に性交を経験する生徒もいます。すべての子どもたちの初交体験が素晴らしい体験で、その後の豊なセクシュアリティに繋がるためには、どのようにそれを経験するとよいのでしょう。

今日の中学生や高校生の性交体験は華々しく祝福すべきものばかりではなく、人生に大きな影を残す体験にもなりかねません。安易に考えて経験したことや、恐怖としての出来事から心の病に繋がる場合もあります。性とはどんなものなのか。愛と性はどう違うのか、性交にはどんな問題があるのか、性交することで二人の関係性が平等で無くなるのは何故なのか、このようなことを初交を経験する前に考えておいて欲しいと思います。

性とは

性は人間の成長の基盤になる概念です。女子が女性として、男子が男性として成長・発達していくとき、自分の性と出会い、異性の性に出会います。多くの男女は3歳頃に自分の性別を認知し、対の性をもつ異性を認知するようになります。そして同性とは異なる感情を持つようになっていきます。この過程において、どのような情報を得て、どのように自分の性に向き合うかが大切です。性を素晴らしい体験としてスタートし、良い時期に自分の人生のパートナーと出会うことができ、豊かなセクシュアリティを享受することができる人は、人としても自分らしく生きて豊かな人生を過ごしていけることでしょう。

女の子は女子として生まれ女性へと成長して母となり、男の子は男子として生まれ男性へと成長して父となります。男女がそれぞれの性を発達させ、お互いに異性を尊重し、良い人間関係を築いていくために、性をどう認知するかは重要です。性は尊いもの大切なもので、愛することや、どう生きるかという、生き方に繋がるものであり、性の発達を通して心が生きる、生き生きとした生き方ができるのです。

性の三側面

性には「連帯性、生殖性、快楽性」の三側面があり、それらを満たす相手との性が大切です。性の発達過程で、性に関する知識のみでなく日常生活をしっかり整えるということが欠かせません。特に、子どもたちの心の発達を考えたときに、食事や運動などの日常生活を整える力は大事です。性についての真摯な心を育てていくということ、性は大事なものであり、いやらしいものや、恥ずかしいものではなく、大切なものであり、愛するということは、人生の中で、素晴らしいものだという、そのようなメッセージを発達段階に添って熱く語り、醸成することが大切です。子どもたちに意識して、関わることによって、社会にはびこる快楽の性のみではなく、連帯性や、生殖性を備えた、バランスのとれた性を発達させていくことができると思います。

性の自認

女の子が「自分は女性である」と、自分の性を自認するのは幼少期であるといわれており、身体の性別と心の性別が一致する「性同一性」は、2歳半から3歳位だといわれています。性同一性が確立する頃から子どもたちは、セックスリサーチ行動をスタートして、性器いじりや異性に関心を持つ行動をとるようになります。それは2歳ぐらいから始まり、子どもたちはお互いに相手の性器が異なることに気づき、不思議がり、それに関心を示します。相手の性器に触れてみたりして学習しながら、子どもたちは、自分の性と対になる異性を自認し成長していくのです。

女性は生理的に卵巣と子宮をもち、次世代を生み出す機能を有しています。私の中学生への調査で、「女の子に生まれて良かった」と回答した生徒は約半数で、「次も女の子に生まれたい」と回答した生徒は約30％でした。女子は月経があるし、それに伴う不定愁訴があり、月経の手当ても面倒で、女子は損だと思っている中学生が多くみられました。一方男子は、多くの生徒が男子に生まれて良かった、生まれ変わるとしても男子に生まれたいと考えていました。

幼少期からの性教育を充実することで、子どもたちが自分の性を自認し、肯定して、愛する人と出会い、命を伝承し、自分の人生は素晴らしい人生であったと思って、人生を終えることができると思います。これが性の発達の究極の姿であり、そのような生き方が出来るように支援していくことが私たちの役割であると思います。これには性同一性障害や同性愛などのマイノリティの性をもつ生徒への支援も大きな課題として重要になります。

フロイトは、幼少期の性の成長を、肛門期、男根期と呼んでいます。この時期は、肛門からの排便に快感を覚え、次いでペニスやクリトリスに触れることに集中し、マスターベーションを覚えていく時期で、覗きや、露出、スカートめくりなどの行動をとりながら、異性に関心を持っていく時期なのです。「エディプスコンプレックス」と、「エレクトラコンプレックス」ということばがありますが、これは異性の親に対して子どもが性愛を示すことを意味し、男児がお母さんに、女児がお父さんに近親相姦的な感情を持つということを示しています。少年・少女期は、異性の親への関心が高い時期であり、成長に伴い関心が他人に移り、同性に惹かれる時期を経て、異性へと関心が高まっていくのです。

子どもから大人の身体になるとき

女の子の身体は、8~9歳頃から、乳房の変化をはじめとして二次性徴がスタートし、月経(平均初経12・3歳)が始まり大人になっていきます。一方、男の子は性毛から喉仏が成長し、声変わりをして、射精(平均精通13・2歳)を経験します。

そして、異性との出会いがあり、性交を経験するようになります。初めての性交は生徒たちにとって関心が高く、経験したかどうかは話題の種です。ある中学校で、クラスの中のカップルの話がひろまり、真面目な男の子が、相手の女の子に対して「僕にもさせてくれない」と、安易に声をかけるほど発展してしまって、あわてた養護教諭の先生から、いつもは3年生の卒業前に話していた性教育を早めて7月に行ったこともありました。高校生のなかには早くセックスを経験した方がすすんでいるという考え方もあり、高校生たちのセックスの動機は、「好きだったから」、「相手が喜ぶから」、「性的欲求」などで、少数ですが、「相手から強要されて」というのもあります。中には、今、「もしかしたら、経験してないのは自分だけかもしれない」というあせりから、初交を経験する子どももいるようです。高校時代に特に好きな男性でもなかったが、何となく経験した女子大生は、HPV検査でハイリスク型が陽性になり、高校までの性交経験を後悔していました。「性感染症のことを知っていたら簡単にセックスなんかしなかった」と。その後、自分のライフワークとして熱心に性教育に取組んでいます。「セックスを焦る必要はなく、経験するのに遅すぎることはありません。「この人だと思える相手と性交はスタートするものである」というメッセージなど、性交の開始に伴う心身の準備について子どもたちに伝えていく必要があります。

親になることの選択を支える

親になる選択を支えることは、性の発達への支援として重要です。

出産は、女性にとって至高体験ともいえる出来事です。イギリスの文化人類学者であるキッチンガー博士が、現代のエスプリでの「分娩台の上の女」において、分娩は、至高体験で、オーガズムの感覚と似ていると述べています。出産は陣痛の波を感じながら進み、その最後の娩出そのものは実は最高に気持ちの良い体験なのです。陰門を児が通り抜ける感覚は至高体験に繋がります。育児は、女性を女から母に変えて強く逞しくします。出産・育児を通して生きる力そのものを享受できるのです。男女が出会い、自分たちの子どもを産み育てる、また、子どもをもたなくても愛し合い共に慈しみ人生を生ききる、これこそが性の発達の成就だといえましょう。

最近、パートナーを持たず独りで生きる者や、結婚しても妊娠出産を選択しないカップルが増えてきています。何でも自由に選択できる時代です。だからこそ、パートナーと共に生きることの喜びや子どもを持つことの価値についてあえて高校生に伝えたいのです。

子どもが出来ると自由な時間が無くなり、外国旅行に行けなくなると思っていたけど、子どもが出来ると旅行なんて行きたくなくなるから不思議……もっと早く産めば良かった……と、高齢で出産した女性が云っていました。いつまでも産めると思うのは間違いで、妊娠出産の適齢期は25歳〜35歳なのです。結婚は何歳になっても出来ますが、妊娠・出産には限界があることを高校生までに伝えておきたいものです。

性の発達は関係性の成長

性の発達は関係性の成長ともいえます。性交という自分をさらけ出せる関係性を相手との間に持てるということ、それも相手と対等な関係性を持てるほどのコミュニケーション能力を持てるということは素晴らしいことです。

「おはようと　初めて君に言えた朝　思わず僕は駆け足になる」

「コンビニで　見つけた君のリップクリーム　つけたら君と同じ唇」、これはある講演で聞いた中学生が作った歌だそうです。はじめて異性を思う気持ちがよく表れた爽やかでとても純粋な心が表現されています。この心が健やかに成長して相手に自分の気持ちを伝えることができ、性に関する会話ができ、性行為の場面で相手の心を感じつつ、お互いを尊重した温かいことばがかけられる関係にまで成長していけるように支援していきたいと思います。

前述した「性の健康宣言」はこれは人間の性に関する視点を多角的、包括的にとらえ、性の健康を推進する方向性を示しています。

性に目覚め、性と向き合う時期である中学・高校生に対して、この理念に基づいた適切な性に関する教育が推進されることを願っています。

性の健康カウンセラーの養成を始めて

リプロヘルス ロンドン研修で、英国の「セクシュアルナースプラクティショナー（NP）」と出会いました。エイズをはじめ、性感染症の予防・治療・相談や性に関するさまざまな問題を業務とする職種で看護師資格取得後に修士課程での教育・訓練により取得する資格です。NPは日本でも育成され始めていますが、セクシュアルNPはまだまだ程遠いと思い、それに近いものとして「性の健康カウンセラー」を育成することにしました。平成26年に所属していた「性の健康医学財団」の新規事業として提案し、理事会の承認を得てはじめました。本来であれば、大学院修士課程での養成コースの資格ですが、受講生を性の健康にかかわっている助産師で修士課程を修了している者を中心に始めて質の担保に努めました。令和元年で全64人のカウンセラーを送り出しました。プログラムは全8日間、90分授業の32コマの座学と演習を入れ

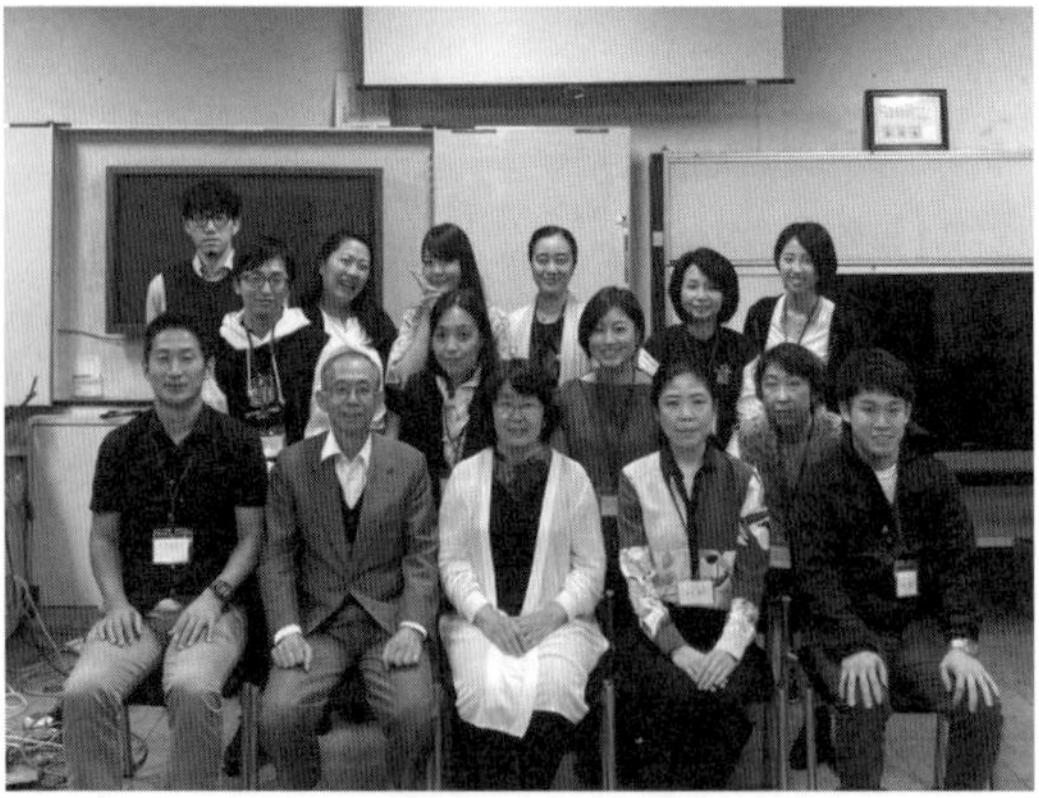

性の健康カウンセラーの研修を受けた人たち

て最後に認定試験を行っています。後半ではセックスカウンセリングの演習をとりいれていま
す。性感染症と診断されたら、保険適用で服薬指導・相談ができるカウンセラーとして活躍で
きる日がくることを期待して、財団設立１００周年（２年後）までに１００人の養成を目指し
ています。

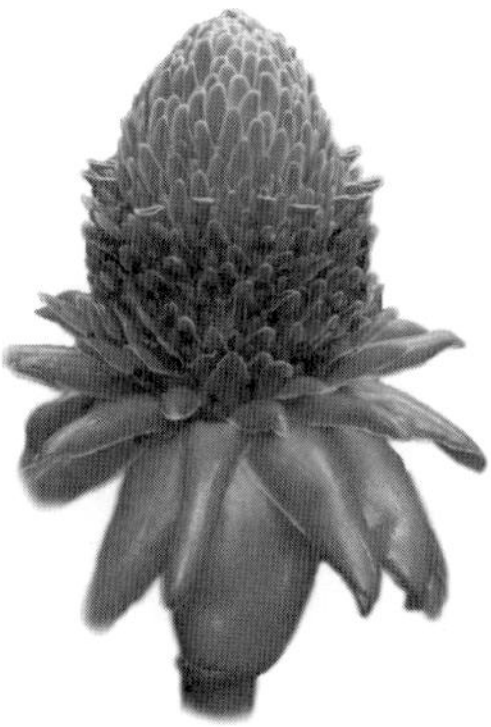

22 忘れられないできごと

“ユキのシタ”の思い出

Mさんは、慢性腎不全のため人工透析に導入され12年が経過していました。透析導入前に結婚していましたが、子どもはいません。山形訛りのある女性で、病院までは田舎から山を越えて市内の病院へ通院しているということでした。1970年代後半は透析患者の妊娠・出産は禁忌とされていました。

慢性透析患者は一回4～5時間の透析を必要とし、透析中はヘパリンなど血液凝固抑制剤を使用するため、月経中の透析では出血過多や血液漏れなど大変な思いを経験します。一方、当時は強い貧血や低栄養などさまざまな要因から、月経停止している女性が大半でした。そのため性的パートナーが存在しても女性透析患者は妊娠しにくい身体でした。

Mさんはそんな背景にあって妊娠自覚も少ないまま妊娠しました。当時は妊娠が発覚すると人工妊娠中絶の選択が一般的な時代でした。Mさんは「産みたい」という思いを透析医に伝えました。医師をはじめにとして透析チームは全面的に支援したということです。妊娠の継続にはできる限り腎機能を良好な状態で維持するために連日透析が必要となります。それでも透析患者の妊娠では胎児の発育は遅延し、羊水過多、早産など、究極的なハイリスク妊娠・出産となります。Mさんも同様な経過で、連日透析や母体胎児管理を目的に入院、28週の早産でしたが男子の生児を得ました。児はＮＩＣＵに収容されました。そんなとき、産科病棟に入院中だったＭさんに助産師は母乳が出るようにと、雪ノ下（ユキノシタ）を摘んできてＭさんの乳房に湿布をしてくれたということです。そのおかげか母乳が少し出るようになり、とても嬉しかったと話してくれました。私がＭさんとの面接を果たしたのは、子どもが既に小学生に育っていました。面接では母子健康手帳や当時の思い出の品をたくさん持ってきてくれていました。Ｍさんの透析歴は25年を越えていました。Ｍさんの人生にとって思いがけない・かけがえのない出産、そして母乳ケアは忘れることのできない出来事でした。

（岩﨑和代）

杏の香りと小さなつぼみ

Ｏさんは透析歴２年の女性で、透析に伴う身体の不調が多い方でした。結婚はしていませんでしたが、生殖年齢で性的パートナーは存在しました。やはり思いがけずに妊娠しました。透析医の支援で妊娠継続となり、大学付属病院に管理入院となりました。連日透析でストレスが加わり、精神的にも不安定な状態が続きました。妊娠に対するパートナーとの関係も微妙で、それも精神的不安定さを高めていました。そんな中、連日透析のために産科病棟から透析センターに毎日車椅子で通う道すがら、気分転換のために助産師から「病院の中庭を回ってみましょうか」と提案されて、中庭の木々を見ながら透析室に行くことが何回かありました。３月の初旬、庭には杏の木が数本あり、小さな蕾と優しい香りが印象的だったと言います。

その後、Oさんは無事に女児を出産しましたが、早産でNICUに収容されています。そんなOさんが子どもの名前を「杏」と名づけたと話してくれました。助産師が散歩に連れて行ってくれた杏の花から名前を頂いたということでした。助産師さんの何気ない働きかけは、イライラの募る毎日の中でOさんの気持ちを癒してくれた出来事だったということです。Oさんは産後も透析中の体調が安定せずに、杏ちゃんが2歳になる前にお亡くなりになりました。Oさんに杏ちゃんを託して…。私はお母様にインタビューで語られた逐語録をお渡しし、Oさんのお母さんの思いをお伝えしました。

（岩﨑和代）

産まない選択をした女性

20代の頃は年上の妊産婦に囲まれて、今考えると保健指導は相手のニーズに合わせるよりもマニュアル的に行っていて、痒いところに手が届いていなかったように思います。しかし一つだけ覚えていることがあります。中期中絶のため1泊2日で帰っていった女性から、数日後に茶色のカーディガンを着ていた看護師さんへというメッセージが届きました。その手紙には、処置中の私の些細な会話や、心配りに大変救われたことが書いてあり、中絶するのを責められることがまったくなく、優しく受け止めてくれたことへの感謝の気持ちが書かれていました。当時、公立病院でも中絶はたまにあり、その際には避妊指導をするのがノルマになっていました。私はあえて避妊指導はしませんでした。中絶を喜んでする女性はおらず、失敗したことは、当の本人が最も強く感じており、後悔しているはずです。それに対して、避妊指導をすることは、その痛ましい心に更に大きな傷をつけることになると思います。避妊指導は失敗の原因について、共に考えられる関係性を築いてからの次の健診のときでよいと思い、そっとリーフレットのみを渡しました。

子宮頸がんの28歳の女性

今でも忘れられない患者さんのひとりに、子宮頸がんで亡くなった28歳の女性がいます。出血が主訴で入院してきました。その時は子宮頸がんの末期。僅かに28歳です。一人娘は小学2年生。夫とは離婚していました。今では若年の子宮頸がんは珍しくありませんが、当時はほとんどが40代以降の病気といわれ、原因も分かっていませんでした。ベッドでぼんやり座っていた彼女は何を考えていたのでしょう。今なら、私も十分に彼女の思いが聴けるでしょうが、当時は助産師といっても子宮頸がんには疎く、死を見つめた患者の思いを聴くには人生経験が足りませんでした。

当時の年配者の助産師たちは、どんなことを彼女と語っていたのでしょうか。患者の思いにより添うというけれど、それを本当に実行している看護者はどれくらいいるのだろう。産婦人科混合病棟での婦人科の患者さんに対して今なら心を寄せられそうであるが、当時はお産ばかりに目が向いていて、相手の悲しみや苦しみ、残していく子どもに対する思いなどをほとんど感じることができなかったことが悔やまれます。

月経が止まらない学生

A子が授業のあと、「先生、出血が続いていて止まらないの。止まらないままに、生理が始まったので、今日から多くなってきた。どうしたらいい?」と聞いてきました。大学2年生の授業のあとのことです。「もしかして、妊娠の可能性はないの」と女性をみたら妊娠を疑えというからきいてみました。「それはまったくない」との返事。「ホルモンバランスが崩れているのね。少し治療した方がいいと思うので、婦人科を受診したほうがいいよ」というと、「この大学、朝から夕方まで授業で病院にいけないもん。困った、欠席はしたくないし……」「わかった。夕方からやっている病院を紹介するね。恵比寿だけど行ける?」「ここから30分くらいなら、大丈夫だと思う」そこで、友人の先生に電話してみると、明日は夜の9時まで診察しているとのことで、そのまま診察の予約をした。若い女性によくみられる症状である。助産師はどこに行ってでも女性の味方。いつでもどこでも頼られる存在でありたい。

心拍が2か所！ 双胎妊娠

助産師のA子さんは3人目を妊娠しました。心拍が確認できたとき、何と双胎だとわかりました。彼女は上に男の子と女の子がいて、これで4人になります。「自分も4人姉弟なので、子どもは4人欲しかった…」、と嬉しそうに話しました。しかし、双胎はMD双胎（1絨毛膜2羊膜双胎）であり、約10％に「双胎間輸血症候群」が起きると言われているもので、管理は大変です。

妊娠中に何度も胎児の管理のために受診施設以外の専門病院を受診して検査を行い、途中で胎児の成長度が異なり、レーザー治療をするかどうかで悩んでいました。頻繁な検査のための受診と、上の子どもたちの世話もしなければならず妊娠中は大変だったことと思います。結局、治療せずにそのまま自然に経過をみて、帝王切開で出産しました。出生後、一児に心臓奇形があり、そのまま手術のために専門病院に搬送されました。これらのさまざまな出来事を受け入れて対処していくことは、どれほど大きなストレスだったことか、想像もできません。しかし、彼女は4人の子どもの母親として立派にそれを乗り越え、数か月後に2人の赤ちゃんを連れて会いに来てくれました。二児とも母乳栄養で丸々と大きく育っており、子どもたちを両手に抱いた姿は優しく逞しいお母さんになっていました。

4人の育児、そして、下2人は双胎、どんなに大変だったことでしょう。女性が母親として成熟していく姿を見て、人生の醍醐味を感じました。この子どもたちが未来の日本を支えてくれるのです。

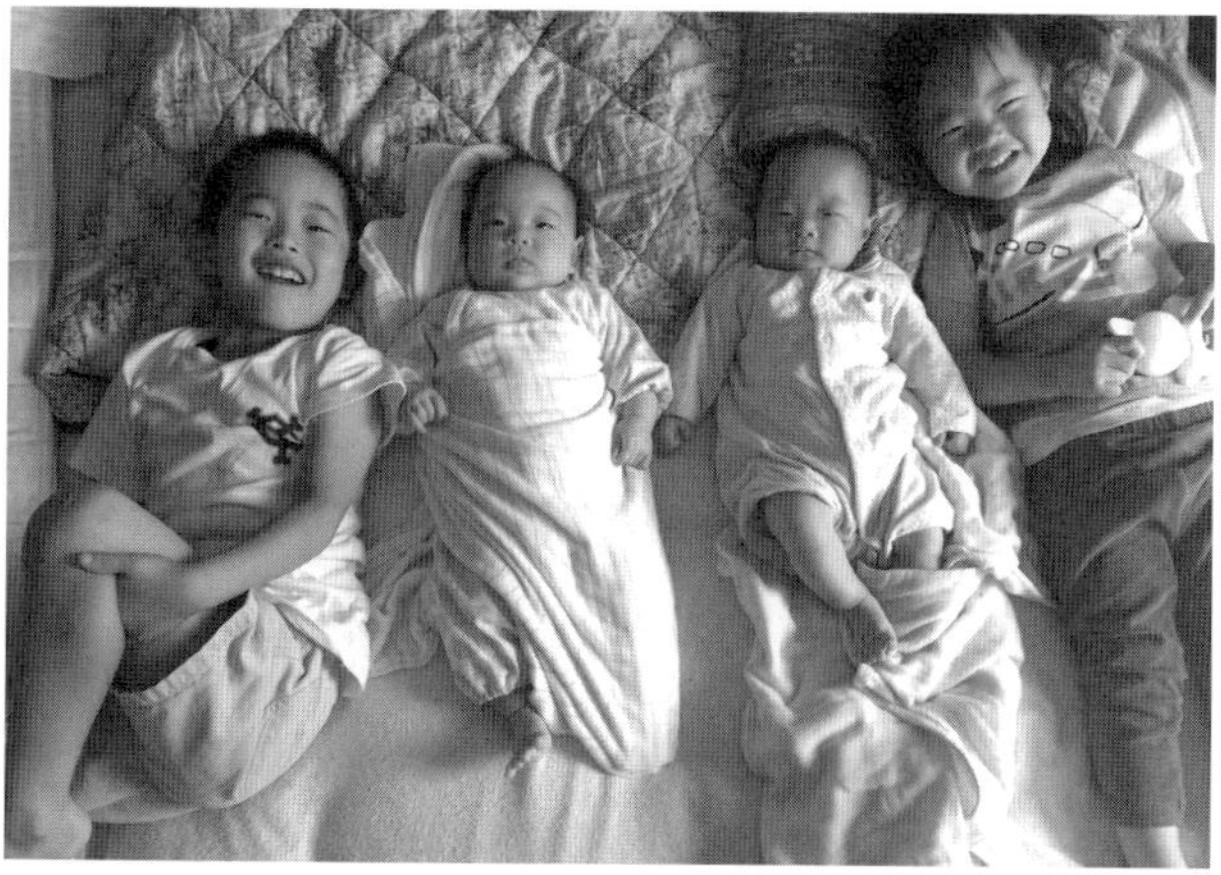

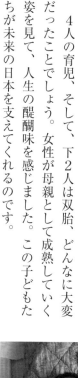

出産する母親はいのちがけ

勤めて3年目の頃、Hさんと出会いました。Hさんは妊娠中毒症（妊娠高血圧症）のために入院していました。その日もいつものように日勤で胎児心音を聞いていると、「スットン、スットン」と今にも消えそうなのです。私が未熟なせいだと思い、先輩に確認してもらったけれど聞こえにくい。それから緊急帝王切開になり、赤ちゃんは産声を上げることなく生まれてきました。また、数時間後にHさんも出血が止まらずに赤ちゃんの後を追うように亡くなられたのです。誕生の裏には深い闇があることを知った瞬間でした。

Tさんは32歳で、上に3歳の子どもさんがいる方でした。夜中の12時頃に出産を終え、3時間後にトイレに立ったとき、いきなりドバッと子宮から出血して、その後出血が止まりません。病院内にあるすべての輸血をして、子宮を摘出したにも拘らず出血は止まりません。このお母さんも朝の7時過ぎに帰らぬ人になりました。3歳と生まれたばかりの赤ちゃんを残して。残された家族のことを思うと本当に辛い体験でした。

２０１６年の出産に伴う母体死亡は34人でした。これだけ医学の進んだ日本でも、母体死亡はゼロではなく、出産するということは、女性にとっては〝いのちがけ〟なのです。

赤ちゃんの死

Mさんが三人目を出産したのは、３年前の１月５日。３８００gで生まれた男の子。７歳の姉と4歳の兄は、宝もののように可愛いがっていました。その弟が2か月健診を終えた3月18日の夕方、急に呼吸が荒くなり、救急車で病院に行き、そのまま入院して7時間後に息を引き取ったのです。病名は「肺高血圧症」。肺に流れる血管が細いため心臓に溜まり肺に血液が流れずに呼吸ができなくなってしまう病気。突然の赤ちゃんの死に泣き崩れるMさんと子どもたちの姿は痛ましいものでした。冷たくなった小さな遺体。命のはかなさと虚しさに胸が引き裂かれるようでした。いのちはたった一つ、かけがえのないもの、亡くなると決して帰ってきません。生まれてきてくれただけでいい。生きているだけでいい、本当にそう思える出来事でした。産科は誕生の喜びと死の悲しみが表裏する空間です。誕生日はお母さんに「産んでくれてありがとう」と感謝する日であり、子どもに「生まれてきてくれてありがとう」と伝える日なのだとつくづく思います。

23 助産師として目指すもの

助産師は何をする人か

人類の歴史のなかで、妊娠・出産はいつでもどこでもみられる現象で、つねに介添役がおり、やがて介添役は「産婆」と呼ばれ、次いで「助産婦」となり、「助産師」と呼ばれるようになりました。名は体を表すといいますが、今の助産師は「師」と呼ばれるにふさわしい仕事をしているでしょうか。医師と同じ目線で妊産婦を診断する力はどうでしょう。

昨年末、妊娠期の診断に必要な超音波検査のセミナーをしましたが、参加してくれたベテラン助産学の教員たちは、学生よりも生き生きと面白がって推定体重を出し、羊水ポケットを測定していて、時間の過ぎるのも忘れるほどでした。助産師は保健指導のみではなく、胎児診断についても、ある程度はできることが必要だと痛感しました。また、今年になって、「米国における周産期医療の現状とNPの活動」という講演を聞く機会がありました。看護師がハワイでファミリーケアのNPを取得し、家族計画指導としてIUDの挿入やピルの処方、妊婦健診や検査のオーダーなどをしており、助産師よりもNPが重宝されている現状が紹介されました。

わが国でも、NPが養成されていますが、看護師が助産師とは異なる立場で妊産婦や女性に関わる時代が来ることも予想されます。しかし、わが国の母性看護のCNSの活動と助産師活動との違いも今一つ明確ではなく、大学院卒の助産師とCNSとの違いや、また、将来ウーマンズヘルスのＮＰができたら、業務区分はますます複雑になることでしょう。

助産師という明確な国家資格を持つ私たちは、自分は何ができる人かを自覚し、確実に妊産婦の診断とケアができる能力を磨き続けることが必要で、時代の流れに適応して、超音波を用いた診断も一通りはできる助産師でありたいと思いました。

出産後の女性の自殺が妊産婦死亡よりも多い現状から、産後ケアの重要性も指摘されています。助産師には、周産期へのサポートのみでなく、思春期世代から産み終えた後の世代まで、性と生殖の支援者として、生涯現役で地域のニーズに対応していくことが期待されています。新しい職種に脅かされることなく、助産師としての専門性を明確にしながら、それをいつでも発揮できるように常に研鑽することを忘れないでいたいものです。

助産師が育てる逞しくしなやかな心

２０１９年12月にニュージーランドの助産活動を視察してきました。ニュージーランドはＭｙ助産師制度があり、妊娠から産後まで一人の助産師が継続的に受け持ってケアします。その活動が先進的で世界の助産師が注目しているのです。一方、ニュージーランドの助産師は麻酔分娩や帝王切開率の低い日本の産科事情について学びたいと思っているようでした。日本の母子保健統計は周産期医学の進歩とお産の医療化によるところが大きいのです。わが国では予防的医療行為が必須となっています。

ある妊婦さんは初産のとき、前期破水のため誘発しても出産が進まず帝王切開になりました。

今回二人目を妊娠しましたが、当然のように帝王切開といわれ、本人は「自然に産みたい」という希望を持っていますが、病院の健診では毎回異なる医師が診察をするため、相談することができない妊婦もいます。

帝王切開による出産や麻酔分娩の増加を食い止めるには、妊産婦の出産に対する意識を変えていくことが必要です。

私は、マタニティスイミングで妊婦さんと関わっています。入会時は「お産は怖い、陣痛に耐えられるだろうか、痛みに弱いので麻酔分娩しようと思っている」などという妊婦が多くみられます。その一人ひとりの妊婦と向き合い、「本当に陣痛が無ければよいの?」「痛みがなければお産は進まないよ」「帝王切開がいいの? 帝王切開も手術なので、痛いよ。陣痛は、最初は軽くじわっとした痛みで、徐々に強くなってくるので、脳が慣れてきて我慢できるのよ。本当につらい時期は生まれる前の数時間よ。呼吸法でうまく逃し、頑張れるよ」と、オーガズミックパースの話なども入れながら、メッセージを出しています。妊娠期間の数か月メッセージを出し続けて、出産に向き合う姿勢がすっかりできて妊婦は退会していきます。妊婦の気持は「痛い、怖い」から、「どうにかなる、頑張ろう」というものに変わります。

助産師は、毎回の妊婦健診時に、妊婦の心を動かすようなことば、人間関係を豊かにすることばをかけていくことが大切です。相手との関わりで温かく包み込むような会話、その人と話すことで元気になれる関わり、妊婦の不安や心の重荷を軽くする関わりをしていくことです。相手が心地よくなり、自尊感情を高めることが出来るような愛のストローク、ことばかけをしていくことです。

挫折や苦難のときにそれを乗り越え新たな道を切り開いていく力は、感性と忍耐そして周りの温かい人間関係から生まれてくるものです。そしてそこから、しなやかで逞しい心が育ってくると思います。しなやかな心は自己肯定し前向きに生きていく逞しさを伴っています。助産師の妊娠期のことばかけや関わりはそれを醸成していく力を持っているのです。

心を育てるワンポイントメッセージ

①育児は育自：子どもを育てる育児は、実は自分も育つ育自なのです。赤ちゃんとともにママも成長する。最初はだれでもはじことばめての経験なので、できなくて当たり前。100点満点を目指さず、60点を目指そう。結果的にはそれ以上の育児ができ、自分はすごいと思えるもの。いつも完璧な100点を目指していると、常に自分はダメだ、できないと思うことになる。目標を低くして、常に目標を上回る自分を認知することで、自己肯定感が高まります。

②お産の不安はあって当たり前：お産は予測できないから不安なのです。頂上が見えない山を登っているようなもの、登ってしまえば、なあんだと思えるもの、お産も終わってしまえば、あのくらいなら、我慢できたなーと思えるもの。

③自分からは帝王切開してくれとは言わないこと、必要であれば医療者の方から言われるもの。

④ポジティブシンキング：人間万事塞翁が馬。どんなことでもそれを受け入れる心をもつ。すべての出来事はそれを乗り越えることができるから与えられる試練と思おう。すべてこれで良かったのだと思う。起きたことを後悔しない、受け入れることで、その後のことがうまくいく。

⑤明るく、相手の目をみて、話そう。助産師は妊産婦を全面的に受け入れるもの。自分の名前

を覚えてもらい、相手の名前を覚えて声かけよう。助産師さんでなく、齋藤助産師さんといわれると、呼ばれた方も、この人私のこと知っていると思い、関心が高まるもの。など、愛情をこめて妊婦に関わる時間をもちましょう。

稿をおえて

長い時間、助産師として生きてきました。助産婦専門学院で学んでいるのが気恥ずかしくて、高校時代の友達に専門学校とだけしか伝えられなかった頃を考えると、今の私はほとんど何でも受け止める事が出来るくらいのキャパシティを持てるようになりました。

早くに両親と死別し、自立せざるを得なかった十代の頃、二十代前半で優しい夫と出会い、娘3人、そしてかわいい孫にもめぐまれました。自分の助産師としての人生を振り返るとき、すべてが素晴らしい思い出になっています。

辛かった事は、時が流してくれて、今ではすべてこれで良かったと思えるから不思議です。毎日が満たされていて、とても幸せな気分です。そのような人生の中での記し方を含めて、これから助産師として生きる皆様に、こんなこともあるかも知れないというメッセージをまとめました。

まだまだたくさんのエピソードがありますが、一冊では語りつくせないほどの重さと深さがあります。機会があれば、続きをお伝えしたいものです。

令和二年三月三日　　齋藤益子

著者一覧

編著

齋藤　益子　東京医療保健大学教授・東邦大学名誉教授

著者　五十音順

東　園子　日本赤十字看護大学講師
池田　真弓　帝京大学助産学専攻科講師
石川　紀子　静岡県立大学准教授
稲井　洋子　埼玉医科大学短期大学専攻科教授
岩﨑　和代　東都大学教授
大古　千夏　東京医療保健大学大学院生
大澤　豊子　了徳寺大学教授
岡　潤子　帝京科学大学講師
加藤　江里子　東京医療保健大学講師
加藤　知子　東京医療保健大学助教
加藤　理恵　東京医療保健大学大学院生
木村　好秀　元三楽病院産婦人科部長

鯨井 貴與子　浜田病院主任助産師
ケニヨン充子　共立女子大学准教授
佐山 理絵　帝京平成大学准教授
志村 智絵　東京医療保健大学非常勤講師
鈴木 美紗稀　東京医療保健大学大学院生
高橋 愛美　東峯婦人クリニック助産師
近田 佑有子　東京医療保健大学大学院生
堤 尚子　堤式助産母乳育児相談処所長
堂地 勉　鹿児島大学名誉教授
得松 奈月　愛育病院師長
富岡 由美　東邦大学准教授
中島 清美　marimo 助産院院長
縄田 碧　東京医療保健大学大学院生
花岡 美江子　はやしだ産婦人科助産師
濱嵜 真由美　宮崎県立看護大学准教授
林田 綾子　はやしだ産婦人科医院院長
平田 礼子　日本医療科学大学准教授
馬内 優　東京医療保健大学大学院生
牧野 章予　助産師

松崎　政代　大阪大学教授
松本　憲子　宮崎県立看護大学准教授
松永　佳子　東邦大学准教授
松山　妙子　東京医療保健大学助教
宮嶋　真代　東京医療保健大学大学院生
杜　　稀衣　東京医療保健大学助手
保本　明子　大阪府助産師会会長
渡邊　淳子　東京医療学院大学教授

助産師ものがたり

定価(本体 2,200 円＋税)

2020 年 3 月 15 日　第 1 版第 1 刷発行©

編著　　　　齋藤益子

発行　　　　株式会社 クオリティケア

代表取締役　鴻森和明

〒 176-0005 東京都練馬区旭丘 1-33-10

TEL & FAX　03-3953-0413

e-mail：qca0404@nifty.com

URL : http://www.quality-care.jp/

印刷　　　　株式会社 双文社印刷

ISBN 978-4-904363-82-9

C3047　￥2200E